CONTRIBUTION A L'ÉTUDE THERAPEUTIQUE

DU TÉTANOS

PAR

J.-P. GARDARIANO,

Docteur en médecine de la Faculté de Paris.

Ancien élève des hôpitaux de Paris.

PARIS

A. PARENT, IMPRIMEUR DE LA FACULTÉ DE MEDECINE

29-31, RUE MONSIEUR-LE-PRINCE, 29-31.

1879

FACULTÉ DE MÉDECINE DE PARIS.

CONTRIBUTION A L'ÉTUDE THERAPEUTIQUE

DU TÉTANOS

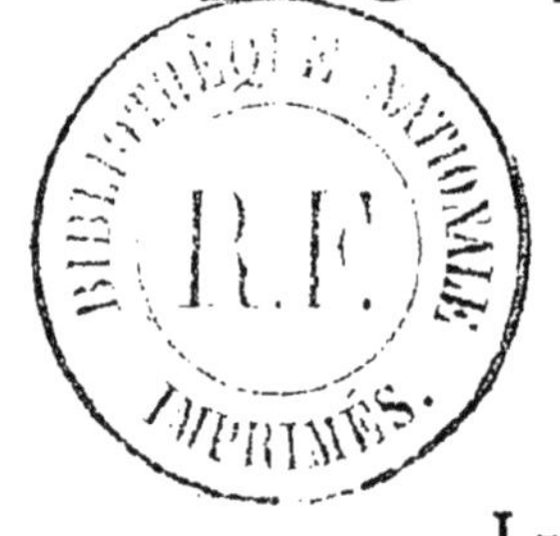

PAR

J.-P. GARDARIANO,

Docteur en médecine de la Faculté de Paris.
Ancien élève des hôpitaux de Paris.

PARIS

A. PARENT, IMPRIMEUR DE LA FACULTÉ DE MEDECINE

29-31, RUE MONSIEUR-LE-PRINCE, 29-31.

1879

A LA MÉMOIRE DE MON PÈRE

Regrets éternels.

A MA MÈRE

Faible témoignage de gratitude pour le sacrifice qu'elle s'est imposé pour moi.

A MES FRÈRES, A MES SŒURS

A MON ONCLE NICU GARDARIANU

Dévouement.

A TOUS CEUX AUXQUELS JE SUIS ATTTACHÉ PAR L'AMITIÉ ET LA RECONNAISSANCE

A MES AMIS

A MON PRESIDENT DE THÈSE

M. LE DOCTEUR LASÈGUE

Professeur de clinique médicale à la Faculté de médecine de Paris.
Médecin de l'hôpital de la Pitié.
Officier de la Légion d'honneur.

Je vous remercie, cher maître, de votre bienveillance envers moi.

A MES MAITRES

M. LE PROFESSEUR JACCOUD

Professeur de pathologie interne à la Faculté de Paris,

Médecin de l'hôpital Lariboisière.

M. LE DOCTEUR POTAIN

Professeur de Clinique médicale à la Faculté de médecine de Paris,

Médecin de l'hôpital Necker,

Membre de l'Académie de médecine,

Chevalier de la Légion d'honneur.

M. LE DOCTEUR VERNEUIL

Professeur de clinique chirurgicale à la Faculté de Paris.

Chirurgien de l'hôpital de la Pitié, etc.

M. LE DOCTEUR GUYON

Professeur de pathologie externe à la Faculté de Paris,

Chirurgien de l'hôpital Necker.

M. LE DOCTEUR GALLARD

Médecin de l'hôpital de la Pitié.

M. LE DOCTEUR DUMONTPALLIER

Médecin de l'hôpital de la Pitié.

M. LE DOCTEUR RAYMOND

Médecin des hôpitaux,

Respectueux hommage de leur ancien élève.

A TOUS LES PROFESSEURS DE LA FACULTÉ
DE MÉDECINE DE BUKAREST.

CONTRIBUTION A L'ÉTUDE THÉRAPEUTIQUE

DU TÉTANOS

DIVISION DU SUJET.

Le tétanos est une maladie si grave que le vulgaire lui-même n'en peut prononcer le nom sans frémir.

Après l'infection purulente, le tétanos est l'accident le plus grave du traumatisme. Cette affection frappe d'autant plus l'esprit qu'elle survient brusquement à propos d'une plaie souvent insignifiante, et qu'elle se manifeste par des symptômes formidables.

Si la guérison s'observe plus fréquemment que dans l'infection purulente, elle n'en est pas moins fort rare. Aussi s'empresse-t-on de publier tous les cas dont la terminaison est favorable.

Nous aussi nous avons eu l'attention attirée sur ce terrible accident dès le début de nos études ; à la fin un cas heureux, observé dans le service de M. le Dr Dumontpallier, nous a engagé à faire quelques recherches thérapeutiques sur ce sujet.

Notre observation est un cas de tétanos guéri par l'action combinée du chloroforme et du chloral.

Elle nous a naturellement conduit à rechercher :

1° Si le traitement par le chloroforme et le chloral combinés a souvent donné de bons résultats et s'il est rationnel.

2° S'il est préférable au traitement par le chloroforme ou le chloral seul.

3° Quel est le remède jusqu'à ce jour qui a produit le meilleur effet.

4° Enfin quel est le traitement le plus rationnel à adopter dans l'état actuel de la science.

Telles sont les différentes questions que nous nous sommes posées. Trop heureux si dans ce dédale ténébreux nous apportons quelque lumière.

CHAPITRE PREMIER.

DU TRAITEMENT PAR LE CHLOROFORME ET LE CHLORAL COMBINÉS.

Pour arriver à un résultat il nous a fallu analyser les principaux cas de guérison de tétanos, les classer par genre de traitement et les comparer entre eux.

Les observations les plus importantes pour notre sujet sont de dates récentes. Le chloroforme n'a été découvert qu'en 1831, par Soubeiran. La première observation de tétanos traité par cet agent ne remonte qu'à 1847.

Le chloral, on le sait, a été aussi découvert en 1831 par Liebig. Mais il n'entra dans le domaine thérapeutique que beaucoup plus tard, en 1869. Depuis cette époque je n'ai trouvé que cinq ou six observations de chloral et chloroforme combinés.

L'observation que nous avons prise chez M. Dumontpallier est certainement la plus importante de celles qui ont trait à ce mode de traitement, elle servira donc de base à mon travail.

C'est par ce fait intéressant que je vais entrer en matière.

Qu'il me soit permis, ici de remercier M. Boussi, l'interne du service de l'empressement avec lequel il m'a communiqué ses notes.

Observations. — Le nommé Henri Houssay, âgé de 17 ans, garçon boucher, entre le 27 août 1878 à la Pitié, dans le service de M. Dumontpallier.

Ce jeune homme, blond, maigre comme on l'est à son âge, a toujours joui d'une bonne santé. Il n'a jamais eu de rhumatismes.

Parisien, il habite depuis plusieurs années à Choisy-le-Roi, place de l'Eglise, chez M. Villard, boucher.

Son père se porte bien.

Sa mère est morte depuis longtemps.

Il est fils unique.

Mardi 27 août 1878, à 11 heures du soir, on l'amène à la Pitié.

Depuis samedi, 24 août, il est raide comme une barre de fer, et le médecin qui l'envoie n'a constaté aucune plaie, disent ses conducteurs.

Pensant à un tétanos spontané M. Boussi, interne de garde, le reçoit en médecine.

Le malade est dans un état tétanique complet. Le front est plissé. Les yeux sont chassieux, demi-fermés; les pupilles normales.

Il ne peut desserrer les mâchoires, mais il peut parler clairement et rendre compte de tout ce qui lui est arrivé. Sa bouche est remplie d'une salive épaisse et visqueuse qu'il ne peut cracher.

Il est en opisthotonos : quand on veut soulever la tête on soulève tout le corps. Les muscles de la nuque surtout sont très-contractés. Les membres inférieurs sont dans l'extension, raides, immobiles; les supérieurs légèrement relâchés. Il fléchit un peu les avant-bras sur les bras et remue les doigts, mais il ne peut les porter jusqu'à la bouche.

Chaque mouvement, chaque attouchement, chaque question même communique un choc, une secousse électrique à tout son corps, qui se raidit davantage; il en est de même d'une légère piqûre qu'on lui fait pour constater la sensibilité, normale du reste.

La respiration est régulière; mais les muscles intercostaux paraissent un peu rigides. Le pouls, irrégulier, bat 80 fois par minute.

Sueurs profuses.

T. Ax. 39°.

Il a grand soif, mais il ne peut boire qu'à la cuiller dont on introduit très-difficilement l'extrémité entre ses dents.

Déglutition pénible.

Douleurs continues et très-fortes dans les jambes et les reins.

Elles s'exaspèrent à certains moments, soit spontanément, soit surtout sous l'influence des mouvements.

Insomnie complète. Intelligence conservée.

On remarque sur la main droite des verrues fraîchement coupées et cautérisées avec un liquide jaune (probablement de l'acide azotique), et sur la main gauche deux coupures cicatrisées.

La coupure la plus importante siége sur la phalangette du pouce. Cette coupure transversale atteint l'ongle dans toute sa longueur et son épaisseur. Elle a au moins un demi-centimètre de profondeur.

Une coupure analogue, mais plus petite, se remarque sur l'ongle du médius de la même main. Les parties molles sont guéries; mais la cicatrice de l'ongle persistera jusqu'à ce qu'il se soit renouvelé.

Il se serait fait ces plaies environ quinze jours avant l'orage dont nous allons parler plus bas.

Le début des accidents remonte à samedi dernier, 24 août. Il est alité depuis ce temps, c'est-à-dire depuis quatre jours. Les mâchoires ont commencé à se serrer; puis les bras et les jambes se sont contractés dans la même journée.

A son entrée à l'hôpital, à 11 heures du soir, il est donc en pleines contractures depuis trois jours.

Il attribue la cause de sa maladie à la pluie qu'il reçut à la fête de Choisy-le Roy, le dimanche précédent. Après avoir bu toute la journée, dansé toute la soirée, il fut, étant en sueurs, surpris par un orage et reçut toute l'averse.

A-t-il eu froid et tremblé après cet accident? il ne peut le dire. Toujours est il que le lendemain il eut mal à la gorge et éprouva une certaine gêne pour remuer les mâchoires. Cet état persista et augmenta progressivement jusqu'au samedi sans le forcer cependant à interrompre ses travaux.

M. Boussi le chloroformise immédiatement.

Au bout de quelques minutes il est plongé dans le plus grand sommeil, la respiration est lente, profonde, régulière; le pouls bat comme avant, c'est-à-dire présente des inégalités d'ampleur et de vitesse. Les pupilles normales auparavant sont rétrécies sous l'influence du chloroforme. Il est dans la résolution la plus complète, les avant-bras puis les membres inférieurs entrent dans le relâchement en premier lieu; ensuite on lui fléchit la tête sans résistance, les contractures des muscles du maxillaire et du dos persistent seules. Il offre en effet toujours un peu de trismus et l'on écarte difficilement le maxillaire inférieur de 1 centimètre. Phénomène remarquable, la température qui était à 39° avant la chloroformisation est descendue à 38°.

Après un sommeil d'un quart d'heure environ il revient à lui. Il a recouvré l'usage de ses jambes et de ses bras, il s'essuie lui-même les yeux; mais immédiatement après le sommeil chloroformique les contractures du muscle, du dos et du cou reviennent avec la même intensité.

Quand on veut soulever la tête on soulève le tronc avec elle.

On profite du moment où les mâchoires peuvent s'écarter pour lui faire boire un verre de lait qu'il avale facilement.

Cinq minutes après son réveil on veut profiter de la plus grande facilité de la déglutition pour lui faire prendre 4 gr. de chloral,

Il les avale, mais déjà avec une certaine difficulté ; il s'y prend à trois fois pour avaler cette potion qu'il trouve très-mauvaise.

Il est alors minuit précis. Calme assez notable le reste de la nuit.

Le lendemain, mercredi 28 août, T. 38°.

Il peut remuer les jambes qui sont dans le relâchement, mais en dehors de cette amélioration il est dans le même état qu'à son arrivée.

(Planches de chaque côté du lit pour le maintenir.)

Deuxième inhalation de chloroforme.

Comme hier résolution complète, mais retour immédiat de l'opisthotonos après le sommeil; comme hier la contraction lombaire et le trismus n'ont jamais disparu complétement. Il n'y a eu que diminution de ces deux phénomènes. Il dort vingt minutes.

Il n'avait pas uriné depuis son arrivée. Sous l'influence du chloroforme le sphincter vésical se relâche et laisse l'urine s'écouler avec jet. Elle est de couleur normale et ne contient ni sucre ni albumine.

Une demi-heure après son réveil tout le bénéfice de l'inhalation est perdu.

Le relâchement des jambes seul est un fait acquis. M. Dumontpallier lui prescrit pour la journée 12 grammes de chloral en potion. Il n'en prend que la moitié, 6 gr., mais il reçoit un lavement de 4 gr. De temps à autre il pousse des cris et se plaint des reins.

Le soir. T. 38°. Troisième inhalation de chloroforme.

Jeudi 29 août, quatrième inhalation de chloroforme à 11 heures du matin. Mêmes effets qu'aux inhalations antérieures.

Peu d'agitation le reste de la journée.

Il ne veut plus prendre de chloral. On le lui administre en lavements de 4 gr. chacun.

Les sueurs sont toujours abondantes.

T. M. 37,8. S. 38°.

Vendredi, 30 août, 100 pulsations. Le pouls est toujours irrégulier : tantôt faible, tantôt accéléré, tantôt retardé.

T. M. 36,8. S. 36°.

La tension du cou est moindre depuis l'inhalation de chloroforme d'hier matin.

On continue les lavements de chloral, deux ou trois par jour selon ses douleurs et son agitation.

Samedi 31 août, T. M. 37,8. S. 38,2.

Vésicatoire tout le long de la colonne vertébrale. Même état qu'hier; deux lavements de chloral.

Dimanche 1er septembre. Deux lavements. Il a une température très-élevée le matin, 39,8. On ne sait à quoi attribuer cette élévation. Elle revient à 38° le soir. Ne provient-elle pas du vésicatoire?

Lundi 2 sept. T. M. 37,2. S. 37,4.

Lavements de chloral.

Mardi 3 sept. Toujours même état, ne remue que les jambes.

T. M. 36,6. S. 38°.

Mercredi 4 sept. T. M. 36,8. S. 38°.

Jeudi 5 sept. T. M. 37,4. S. 38,2.

Prend toujours deux ou trois lavements de chloral.

Vendredi 6 sept. Il se décide à reprendre du chloral par la bouche. On lui donne alors un lavement purgatif; il n'était pas allé à la selle depuis son entrée.

T. M. 37,6. S. 37,8.

Samedi 7 sept. 72 pulsations. Opisthotonos plus prononcé que les jours précédents; la raideur des jambes et des biceps brachiaux revient; apparaissent en plus pour la première fois des contractures incomplètes du sterno-mastoïdien et des contractures complètes des muscles de l'abdomen.

Eruption sudorale.

Cependant la température ne monte pas. T. M. 36,6. S. 37°.

On avait cessé le chloroforme depuis le jeudi 29 août, c'est-à-dire depuis dix jours, et on ne lui avait donné que 3 gr. de chloral la veille

On revient au chloroforme; cinquième inhalation.

Il est plus difficile à endormir, mais il ne prononce pas le moindre mot; il respire la vapeur du chloroforme avec avidité. On fait disparaître la raideur des jambes et des muscles de l'abdomen. La voûte lombaire diminue, la raideur du cou disparaît comme toujours.

Le trismus et la contracture des lombes persistent, mais à un degré moindre,

Il faut cinq minutes pour obtenir ces résultats.

Le sommeil dure cinquante minutes. Il reste une demi-heure assoupi après le chloroforme.

Potion avec 8 gr. de chloral qu'il prend dans les vingt-quatre heures.

Dimanche 8 sept. T. M. 36,6. S. 37°.

Commencement d'eschare au sacrum, vin aromatique. Contractures intenses, jambes raides.

Heureusement pour son eschare il se couche sur le côté. Il est toujours très-raide et se tourne lui-même tout d'une pièce pour se placer sur le côté.

Il prend 8 gr. d'une potion de 12 gr. de chloral.

Lundi 9 sept. T. M. 36,8. S. 37,4.

Moins d'excitation la nuit. Il ne crie plus, les secousses spontanées ont presque disparu. Mais il offre toujours la raideur des jambes, des bras, du dos, du cou et des muscles de l'abdomen.

Sixième inhalation de chloroforme. Après son administration relâchement des muscles du cou et de l'abdomen, ralentissement du pouls.

Mardi 10 sept. T. M. 37,8. S. 37,8.

Mercredi 11 sept. T. M. 36,8. S. 36,8.

Jeudi 12 sept. T. M. 36,8. S. 36,7.

Vendredi 13 sept. T. M. 36,6, S. 36,8.

Toujours très-raide, septième inhalation de chloroforme le matin, huitième le soir.

Le chloroforme le met dans la résolution : les lombes seules restent tendues. Le malade prend quotidiennement 6 gr. de chloral depuis lundi 9 septembre.

Il prend le chloroforme avec bonheur ; il le demande à grands cris. Il n'aime pas le chloroforme, mais il le prend par raison et parce que cela le fait dormir, dit-il.

On le soutient par du bouillon, du jus de viande, du lait, du vin, etc.

Depuis trois jours il prend du café. Il a toujours montré une prédilection pour la tisane de coco qu'il boit en quantité.

Samedi 14 sept. T. M. 37,2. S. 37,5.

Dimanche 15 sept. T. M. 36,8. S. 37,4.

Lundi 16 sept. T. M. 36,2. S. 37°.

Prend trois potages et œufs.

Mardi 17 sept. T. M. 37°. S. 37,4.

Depuis hier il ouvre la bouche complétement, mais avec peine. Depuis quelques jours tantôt il remuait les jambes, tantôt il les avait raides. Aujourd'hui elles sont souples, il remue même le cou; mais les muscles de l'abdomen sont tendus et les lombes comme ensellées.

Un exanthème sudoral, qui existait déjà depuis plusieurs jours, occupe tout le corps. Il présente en plus une roséole des avant-bras et comme une desquamation scarlatiniforme des mains.

Il s'est tenu debout ce matin pendant qu'on lui faisait son lit. « Je vais beaucoup mieux, dit-il, je me suis levé, j'ai mangé tout seul. »

Cependant le tronc est encore raide. « Je suis plus raide en ce moment parce que vous êtes auprès de moi et que vous m'impressionnez. »

On lui a enlevé les planches qui bordaient encore son lit la veille. Il lève les jambes.

C'est le café qui m'a guéri, dit-il.

Son eschare au sacrum, commencée il y a dix jours, n'a pas augmenté. Il est vrai qu'il se couchait sur le côté en se tournant tout d'une pièce.

Cependant il a toujours, par suite de la contracture du frontal et des orbiculaires, le front plissé et les yeux mi-ouverts, ce qui lui donne l'air narquois. Il a maigri considérablement.

Mercredi 18 sept. T. M. 37,2. S. 37,4.

S'est levé à 9 heures.

Jeudi 19 sept. T. M. 37°. S. 37,5.

Vendredi 20 sept. T. 37°.

Il prend toujours 6 gr. de chloral.

Samedi 21 sept. Il trouve que le chloral diminue ses raideurs. Au début il était toujours assoupi par le chloral.

Lundi 23 sept. Il peut manger de la croûte et de la viande.

Mardi 24 sept. Plus rien. Eruption presque disparue, toujours un peu de raideur; mais la guérison est assurée. Il est d'une maigreur effrayante. On supprime le chloral et tout traitement. Il continue à prendre du café avec plaisir.

Le 1er octobre il passe dans le service de M. Lasègue où il prend chaque jour 4 gr. de chloral pour combattre certaines raideurs persistantes.

Mais il peut aller et venir.

Il sort complétement guéri vers le milieu du mois.

A la lecture de cette observation je vois surgir des objections.

Mais ce tétanos est subaigu et la plaie, fort légère, existait déjà quinze jours avant le refroidissement. La guérison n'est donc pas surprenante. Elle aurait eu lieu sans traitement.

Rien ne le prouve, car les tétanos chroniques eux-mêmes peuvent être mortels.

D'un autre côté la division du tétanos en aigu et chronique basée simplement sur la durée ne doit pas être trop exclusive.

M. Verneuil, dans une discussion à la Société de chirurgie, dit : (1) « Le tétanos peut guérir tant que les muscles respiratoires ne sont pas pris. Il est aigu quand les voies respiratoires sont atteintes d'emblée ; il est chronique au contraire quand les muscles respiratoires échappent à l'état spasmodique, c'est la véritable distinction qu'il faut faire entre les deux formes. »

M. Verneuil dit aussi : « Sait-on quand on commence un traitement si le tétanos sera subaigu, aigu, ou chronique ? »

Nous partageons complétement l'opinion de M. Verneuil. Avec M. Verneuil aussi nous ne sommes pas de l'avis de ceux qui soutiennent que les remèdes sont inutiles, qu'un tétanos a guéri parce qu'il était subaigu ou chronique. Nous sommes de l'avis de M. le Dentu, qui dans la discussion fait remarquer qu'il y a sans doute des cas voués à la mort, d'autres à la guérison, mais qu'il y a aussi des cas moyens dans lesquels un

(1) Bulletin de la Société de chirurgie, 1869.

médicament peut augmenter les chances de guérison.

Dans certains cas même qui sait si l'on n'a pas transformé une forme rapide en lente comme M. Verneuil l'admet (1).

« Pour les tétanos à marche lente il est possible qu'ils guérissent tous seuls ; mais il n'en est pas moins certain qu'ils se terminent souvent par la mort, et ce fait suffit déjà pour qu'on n'ait pas le droit de nier l'influence du traitement dans un cas donné de guérison (2). »

Au point de vue pronostique nous distinguons le tétanos en traumatique et spontané.

Le spontané est moins grave : il guérit la plupart du temps.

Cependant il y a des cas de morts. En voici un entre autres. « M. Arthur Why Foot, perdait un jardinier de 48 ans en six jours. (Dublin Journal, septembre 1872). Cet homme avait été trempé par la pluie et s'était refroidi ; quelques heures après, dans la nuit, contracture de la langue, trismus, opisthotonos. Le quatrième, entrée à l'hôpital ; plusieurs doses de chloral, beaucoup de mieux ; le cinquième mal, dysphagie. Mort le soir. Température 39°, P. 104. »

Le tétanos traumatique est en général plus grave. Nous ne nous occuperons que de lui, le spontané étant *a fortiori* justiciable du même traitement.

Le tétanos traumatique peut être subdivisé en tétanos

(1) Société de chirurgie, 1869.

(2) Richelot. Thèse d'agrégation, 1875.

avec plaie légère, en général lent dans sa marche, et en tétanos avec plaie grave, en général plus rapide et plus souvent mortel à cause des complications et de la septicémie.

Cependant cette division ne doit pas être considérée comme absolue, car les exemples de tétanos mortels avec des plaies insignifiantes ne sont que trop nombreux.

La légère blessure du malade dont nous rapportons l'histoire n'est donc pas suffisante pour faire admettre la bénignité de la maladie.

En faveur de la bénignité on pourrait invoquer l'arrivée tardive des convulsions.

Mais je trouve dans la thèse de M. Richelot un cas de mort où les convulsions n'apparurent que le dixième jour.

C'est l'observation VII, recueillie par M. Levrat, interne des hôpitaux. Il s'agit d'une femme de 45 ans, opérée le 8 juin d'une hypertrophie du col utérin. Le 18 juin légère raideur des muscles masticateurs. Traitement par l'ésérine. Le 26 juin mort.

M. Guyon aussi cite un cas de tétanos survenu au bout de 10 jours et emportant le malade en quelques jours malgré le chloral donné, il est vrai, à la dose de 4 grammes par jour.

Ainsi l'apparition tardive des convulsions n'est pas toujours un signe favorable.

Si dans notre observation les convulsions apparurent quelques jours après la plaie, elles survinrent dès le lendemain du refroidissement. Dès le lendemain il y eut une certaine gêne de la mastication.

Enfin, à côté des signes favorables, notre sujet présenta les signes considérés comme du plus mauvais augure : la dysphagie, l'opisthotonos cervical, l'orthotonos et l'irrégularité du pouls.

M. Verneuil (1) dans une de ses cliniques insiste beaucoup sur la gravité des deux premiers phénomènes.

L'orthotonos est une expression proposée par M. le baron H. Larrey pour dénommer la variété du tétanos dans laquelle les muscles antérieurs et postérieurs du corps entier sont également contracturés. Cette forme passe pour très-grave.

L'irrégularité du pouls est toujours un signe fâcheux dans n'importe quelle maladie. Elle est le reflet d'un trouble profond de l'appareil circulatoire ou du système nerveux. Ici il ne doit pas être mis sur le compte des remèdes : il existait avant tout traitement.

Mais, d'un autre côté, l'étiologie et le mode de début offrent bien la physionomie des tétanos subaigus et chroniques. Notre malade avait sa petite plaie depuis quinze jours lorsqu'il a été saisi par le froid. Le lendemain il commence à avoir de la gêne de la mastication et à souffrir de la gorge. Toutefois le tétanos et les contractures générales ne s'établirent définitivemeut que le samedi 24 août.

Ce mode de début, entre parenthèse, fait nettement ressortir l'influence réciproque des deux principales causes du tétanos. La cause prédisposante, la plaie, était impuissante par elle-même à produire le tétanos ; sur-

(1) Gazette hebdomadaire, 1874.

vient la cause occasionnelle, le froid, qui agit sur un sujet préparé, en état de réceptivité morbide, immédiatement éclôt la maladie.

Mais celle-ci qui s'annonçait sous des dehors bénins, à partir du samedi, modifie complétement ses allures. Les contractions s'établissent brusquement et se généralisent en une journée.

Bientôt il est raide comme une barre de fer, il est en proie à des douleurs atroces, il pousse des cris déchirants et ne peut desserrer les mâchoires. Légère dysphagie : paroxysmes à tout propos, tel est son état. Bien plus, quoique en traitement depuis onze jours, il est surpris, le 7 septembre, après un paroxysme, par des contractures qui n'avaient pas encore existé depuis le début. Il n'avait pas eu jusqu'alors de contractures des muscles de l'abdomen ni des sternomastoïdiens. Les contractures disparaissent bien sous l'influence du chloroforme, mais elles reviennent immédiatement après, tandis que les premiers jours elles revenaient plus lentement.

Les jambes se raidissent de nouveau; il est en orthotonos, les muscles intercostaux eux-mêmes sont un peu raides. Les symptômes tétaniques, bien loin de diminuer, s'aggravent donc. La durée seule de la maladie donnait encore quelque espoir, car lorsque le tétanos est mortel, en général il tue plus vite.

Peut-on dire que ces symptômes soient ceux d'un tétanos léger ? Assurément non. Et la température, que dit-elle ?

La courbe thermométrique est fort intéressante.

Le mardi 27 août, à 11 heures du soir il a T. ax. 39°.

Il devait probablement avoir une température semblable depuis samedi soir, le premier jour de la maladie confirmée.

Phénomène très-digne d'être noté, sous l'influence des inhalations chloroformiques la température baisse de 1 degré. Faut-il attribuer cet abaissement à l'action directe du remède sur le système nerveux ou bien à son action indirecte, c'est-à-dire au sommeil qu'il procure? Je ne le sais; mais toujours est-il que le chloroforme a baissé brusquement la température. Le lendemain 29 août la température est à 38° au lieu d'être à 39° comme la veille, avant l'inhalation chloroformique. Le 29, elle se maintient encore à 38°.Le 30, T. m. 36,8, soir 36. Cet abaissement de température est dû probablement à la grande quantité de chloral pris la veille. Après une inhalation de chloro-forme; le malade a pris quelques cuillerées de sa potion dechloral, puis quatre lavements de 4 gr. chacun (16 gr.).

Le 31 août il ne prend que deux lavements de chloral. La température se maintient un jour vers 38°. Mais le dimanche matin, 1er septembre, on est étonné de trouver une température élevée, plus élevée même qu'au début, au lieu d'offrir la rémission matutinale.

Après cette élévation momentanée, la température retombe et oscille dans la suite autour de 37° le matin.

Faudrait-il en conclure que cette élévation inexpliqué de la température a été le signal d'une défervescence comme dans les fièvres graves. Assurément non, car avec une température très-basse le malade a présenté des symptômes très-graves. J'attribue plutôt cette élévation au vésicatoire. D'un autre côté, j'attribue l'abaissement de la température, malgré la persistance des convulsions, au chloroforme et au chloral.

Faudrait-il conclure de cette température peu élevée que ce tétanos n'était pas grave ? Non, car nous avons des cas de mort avec une basse température. En voici quelques exemples recueillis dans la thèse de M. Chopart (1) (2e observation de M. Mollière).

« Le 19 mars, opération d'une carie du calcanéum.

Le 30 (c'est-à-dire onze jours après) dysphagie, rismus. T. ax. 33°, P. 120.

Le 31, T. m. 37,8, P. 120, T. s. 37,8, P. 112.

Le 1er avril, T. m. 37,4, P. 104, soir, T. 38°, P. 104.

L'état tétanique s'aggrave.

Waren Bey peut nous fournir un nouvel appui à la héorie émise depuis quelques années sur la température dans le tétanos.

Chez la femme qu'il soigna, la température varie de 36,6 à 37,7, température maxima atteinte seulement avant la mort, tandis que le pouls à ce moment était à 150. »

Je veux bien croire avec M. Chopart que la température est peu élevée dans le tétanos. Cependant pourquoi la température ne s'élèverait-elle pas sous l'influence de convulsions toniques persistantes lorsqu'elle s'élève sous l'influence de convulsions cloniques : épilepsie, hystéro épilépsie.

Ces faits ont été prouvés par N. Bourneville.

J'ai été à même d'en vérifier une fois l'exactitude dans le service de M. Dumontpallier sur une de ses hystériques.

(1) Locus citatus.

Observation d'une attaque d'hystéro-épilepsie.

I. M..., âgée de 19 ans, est prise sous nos yeux d'une attaque d'hystéro-épilepsie. Elle saisit les barreaux de son lit avec les mains, ses yeux se convulsent en haut.

Une écume sanglante s'écoule de sa bouche. Respiration rauque.

Secousses convulsives cloniques du tronc comme dans les sanglots.

Secousses cloniques des membres supérieurs.

Elle glisse de son lit. Elle se tient toujours aux barreaux qu'elle serre convulsivement ; ses pieds reposent sur le parquet, le corps est fléchi et le dos appuie sur le bord du lit.

Au bout de trois minutes elle lâche les barreaux et tombe par terre sans se faire de mal.

Etendue par terre les pouces ne sont pas dans la paume des mains.

Secousses électriques des quatre membres et du tronc ; en plus les jambes sont étendues et raides, serrées l'une contre l'autre. J'ai de la peine à les écarter un peu pour introduire le thermomètre. Température vaginale 38°,4.

Au bout de dix minutes légères secousses convulsives à la pointe des pieds, quelques secondes après elle se gratte la figure, surtout le nez, et se tire les cheveux d'abord avec la main droite puis des deux mains.

Enfin elle se met à pleurer, appelle sa mère, toujours en se frottant les yeux, se couche sur le côté puis se met sur son séant.

La température ne monte pas plus haut.

La durée totale de l'attaque a été de douze minutes.

Elle pleure pendant un quart d'heure, vingt minutes en appelant continuellement sa mère.

Immédiatement après l'attaque. T. ax. 38°, P. 100. Quelques heures après température normale.

Chez notre patient la température était élevée dès le début. A nos yeux, nous l'avons déjà dit, elle a été abaissée par l'usage du chloroforme et du chloral.

Il me semble évident que dans cette observation on

ne peut nier l'efficacité de ces deux remèdes, non-seulement contre la température, mais encore contre les autres symptômes.

En effet, à chaque inhalation de chloroforme, la résolution musculaire survient presque complétement. La première inhalation donne même un résultat assez positif en faisant cesser jusqu'au 7 septembre la raideur des jambes. Cependant cette raideur revient de temps à autre au moment des paroxysmes, pour disparaître immédiatement après. Le malade lui-même demande le chloroforme. On voit qu'il éprouve un grand bien-être quand il est sous l'influence des inhalations.

Du reste, il désire le sommeil. S'il aspire le chloroforme avec avidité, il prend le chloral par raison, dit-il, parce que ce remède le fait aussi dormir et diminue ses raideurs.

Sous l'influence de ces agents thérapeutiques il souffre moins, il est plus tranquille, mais il est plongé dans une légère somnolence.

Ainsi, chez lui, le chloroforme et le chloral non-seulement diminuaient les convulsions et la température, mais encore donnaient du sommeil et calmaient les douleurs.

Le vendredi 6 sept. il n'a pas eu d'inhalations cholroformiques depuis le 29 août, et il ne prend que 3 gr. de chloral par la bouche et un lavememt purgatif. C'est la première fois qu'il reprend du chloral par la bouche depuis six jours. Mais le lendemain non-seulement les muscles pris au début, mais encore ceux de la paroi abdominale sont contracturés. Cette exacerbation survient juste après la diminution du chloral et la cessation du chloroforme depuis huit jours. Il est donc probable que cette apparition des accidents tient à la diminution de dose du chloral et prouve de nouveau l'influence de cet agent thérapeutique, à moins que l'on mette cette exacerbation sur le compte du lavement purgatif ou de l'action irritante du chloral sur le pharynx.

En cinq minutes, sous l'influence d'une inhalation de chloroforme, ces nouveaux accidents disparaissent.

Ils reviennent une demi-heure après l'administration du chloroforme; mais ils sont moins accentués. Ils diminuent progressivement les jours suivants.

Entre autres particularités, il faut citer la formation d'une eschare au sacrum, le dimanche 11 octobre, le onzième jour du traitement, le quinzième jour du début. Cette eschare ne s'étendit pas parce qu'il pouvait se coucher sur le côté. Mais elle prouve, avec l'amaigrissement si rapide et si prononcé, combien le système nerveux était frappé. Nous avions affaire évidemment à des troubles trophiques d'une grande gravité.

Le 14 septembre, c'est-à-dire dix-huit jours après le début du traitement, le malade présenta un exanthème sudoral qu'il faut attribuer plutôt aux sueurs abondantes qu'au chloral. Mais le 17 septembre on constata sur les avant-bras une roséole et sur les mains une desquamation scarlanitiforme que l'on pourrait peut-être mettre sur le compte de cet agent.

En résumé, la maladie a duré du 24 août, jour du trismus confirmé et de la généralisation des phénomènes, au 20 septembre; total, vingt-six jours environ.

Le traitement n'a commencé qu'à la fin du quatrième jour de la maladie.

On lui a fait huit inhalations de chloroforme, non pas d'une façon systématique, mais chaque fois que l'exagération des symptômes semblait en réclamer l'emploi. Le chloroforme venait pour ainsi dire à la rescousse du chloral.

Celui ci a été administré à la dose de 8, puis 6 grammes par jour en moyenne jusqu'au 25 septembre. Au total, en vingt-huit jours, il a pris 210 grammes de chloral, ce qui fait à peu près 7 grammes par jour.

Étonné d'un si beau succès, je me suis donc mis à la recherche de cas analogues.

J'en ai trouvé très-peu, les voici :

1° Edward B. Denton, de Leicester, le 21 février 1869, employa avec succès le chloral, après avoir eu recours inutilement à la morphine et au chloroforme.

Cette observation montre l'utilité des médicaments combinés.

2° En février 1870 Edward B. Denton obtint une guérison avec chloral. chloroforme, bromure de potassium et belladone.

3° Tuffnell publiait le 5 mars 1873, dans la *Med. Press and Surgery*, l'histoire d'un homme guéri par le chloroforme et le chloral.

4° Nous lisons dans le *Journal de Dublin* de juin 1874, liv. VII, p. 583, le rapport d'un cas de tétanos survenu après une fausse couche, suite d'efforts, dans la pratique de M. A. Hayd.

« Une femme chétive et anémique, après des efforts longs et douloureux, avorta au troisième mois de sa grossesse ; petite hémorhagie ; on peut s'assurer de l'expulsion complète.

Etat assez satisfaisant pendant six jours ; le septième, après une nuit agitée, la malade fut prise de vomissements et de syncope ; pouls petit, fréquent, déglutition difficile, sensation d'étranglement, trismus. On donna bouillon, vin, 1 gr. 50 de chloral toutes les 4 heures, sommeil. La nuit suivante, opisthotonos. Les lombes ne sont pas prises. Lavements de chloral (2 gr. 10) toutes les quatre heures, tentatives inutiles d'exploration utérine. La malade est toujours plongée dans la stupeur, la face et le cou non contracturés. Accès cloniques. On porte le chloral à 1 drachme (1), inhalation de chloroforme. Respiration normale, P. 140. Cet état dura pendant six jours, au bout desquels la malade mourut épuisée, dans le coma, avec une congestion pulmonaire. »

5° Dans la séance du 3 mars 1875 de la Société de chirurgie, M. Panas déposa au nom de M. le Dr Santiaros, médecin de l'hôpital d'Alexandrie d'Egypte, une observation de tétanos traumatique, traité par le chloral à l'intérieur et le chloroforme en inhalations. La guérison obtenue en vingt-cinq jours a été due, d'après cet auteur, plus au chloroforme qu'au chloral. Ce cas de tétanos a présenté cette particularité intéressante qu'il avait été causé par un cautère appliqué à la jambe.

6° Opération d'ovariotomie suivie d'un tétanos mortel, par M. le Dr Théophile Parvin, d'Indianopolis (2).

(1) 4 grammes

(2) American gynecologycal transaction, 1878

Nous ne citerons pas ce fait comme contraire à notre traitement. C'était bien assez pour la malade d'avoir résisté à l'ovariotomie; le tétanos, chez elle, fut le coup de grâce.

En effet, 6 jours après une certaine rigidité des muscles de la mâchoire, à trois heures de l'après-midi, la malade eut un trismus très-prononcé suivi de convulsions tétaniques qui se prolongèrent jusqu'à la mort, survenue à 7 heures le même jour. On avait employé contre ces rapides accidents l'opium, la morphine en injections, le chloral et le chloroforme.

Ce traitement prouve que pour ce médecin aussi le traitement du tétanos était l'emploi combiné des remèdes qui, à mes yeux, sont les plus efficaces.

7° Observation du Dr Baker (1).

Homme de 29 ans, doigt pris entre la roue d'un wagon. 2 gr. de chloral. Inhalation de chloroforme pour enlever le doigt. Cela provoque de violents spasmes tétaniques qui augmentèrent de gravité avec la continuation du chloroforme, qu'on fut obligé d'abandonner à cause de l'apparition de dyspnée considérable, de lividité de la face et d'opisthotonos. Respiration artificielle. Le lendemain quantité considérable de chloroforme en inhalation, les muscles se relâchent complétement et il devient calme. Lavement avec 2 gr. de chloral. Un lavement de 1 gr. de chloral, toutes les heures. A partir de ce moment, les accès deviennenent moins violents.

A 10 heures du soir tout allait bien lorsqu'on la vit tressaillir brusquement dans son sommeil et mourir sans apparence de dyspnée, sans devenir livide; le pouls qui avait été bon jusqu'alors s'arrêta tout à coup. Ce cas sur-aigu dura trente-six heures.

Cette observation est fort intéressante, bien que le

(1) The Lancet, 15 avril 1876. P. 567.

sujet succomba, elle prouve les bons effets du chloral et du chloroforme combinés.

Du reste, l'emploi du chloral et du chloroforme réussit non-seulement dans le tétanos, mais dans d'autres variétés de convulsions qui offrent beaucoup d'analogie, entre autres dans l'éclampsie des enfants.

Je trouve dans l'*Union médicale* du 4 juillet 1878 une observation de convulsions dues à la dentition, guéries par l'usage du chloroforme et du chloral chez un enfant de 2 ans, par le Dr Roulin.

De cette observation nous conclurons, dit-il :

1° Que le chloroforme est utile au moment de l'accès convulsif, qu'il le fait cesser rapidement et qu'il en éloigne le retour.

2° Que le chloral exerce une action préventive et curative sur les crises.

3° Que de l'usage combiné de ces deux médicaments, on peut tirer les meilleurs résultats et guérir une affection qui dans le cas particulier avait résisté à tous les moyens de traitement ordinaire.

On avait employé : bromure de potassium, lavement de musc, bains, potion bromo-éthérée, bains avec 2 gr. de valériane, sinapismes, sous l'influence desquels les convulsions redoublèrent (1).

Le Dr Roulin a tenu à plusieurs reprises son enfant huit heures de suite sous l'influence du chloforme.

Mais voyant que, si le chloroforme avait une action

(1) Clinique de M. Verneuil, Gazette hebdomadaire.

utile et incontestable sur la maladie, il était impuissant à guérir, il chercha ailleurs un moyen de guérison, il le trouva dans le chloral.

Il prescrivit 1 gramme de chloral en sirop à prendre dans les vingt-quatre heures. Dès le soir, il y eut une grande amélioration ; les convulsions ne reparurent que toutes les six heures au lieu de revenir une ou deux heures après les inhalations chloroformiques.

Pourquoi ces remèdes n'auraient-ils pas la même efficacité dans le tétanos, dont la physiologique pathologique est analogue à celle de l'éclampsie ?

Dans ces deux affections, par suite d'une impression initiale périphérique externe ou interne, le pouvoir excitomoteur de la moelle est surexité, mais comme dans le tétanos l'exaltation nerveuse est au maximum, les convulsions y offrent le caractère de la tonicité.

Le chloroforme et le chloral associés avaient dans les convulsions cloniques donné de bons résultats ; il était donc tout naturel d'essayer leur association contre les convulsions toniques.

C'est ce que fit M. Dumontpallier. Le succès fut complet.

Cependant, comme les convulsions toniques sont plus persistantes, plus fixes que les cloniques, il est probable que les résultats seront moins brillants.

En tout cas, sommes-nous d'avis qu'il faut continuer dans cette voie.

Si jusqu'à présent, malgré l'observation que nous publions, les faits sont trop peu nombreux pour nous fixer complétement sur la valeur de l'action combinée de ces deux remèdes, l'analogie, la revue critique des différents remèdes employés contre le tétanos et la théorie plaident en faveur de cette médication.

En effet, de tous les remèdes employés jusqu'à ce jour contre le tétanos, ne sont-ce pas le chloral en premier lieu, le chloroforme en second qui ont donné le plus de succès ?

Leur emploi simultané est donc rationnel.

Jetons, du reste, pour mieux nous convaincre, un coup d'œil d'ensemble sur les principaux remèdes employés contre le tétanos.

Puis nous terminerons notre travail par un mot sur le traitement qui dans l'état actuel de la science nous semble le mieux répondre aux différentes indications.

CHAPITRE II

APERÇU DES PRINCIPAUX REMÈDES EMPLOYÉS CONTRE LE TÉTANOS.

Au commencement du siècle, le tétanos était une des plus grandes calamités de la guerre ; en vain avait-on recours aux saignées et à l'opium.

Dans le Dictionnaire en trente volumes (1844), Rochoux parle avec tristesse des différents traitements du tétanos. « S'il est difficile de se défendre d'un sentiment réel de tristesse, lorsque l'on considère l'insuffisance du traitement curatif, on trouve une sorte de dédommagement dans l'efficacité bien démontrée du traitement préservatif. » Il insiste alors sur la manière plus rationnelle de panser les plaies.

Certainement, grâce à un traitement plus rationnel, le tétanos se déclarera plus rarement. Mais, lorsqu'il se déclare, avons-nous de meilleurs moyens curatifs qu'à l'époque de Rochoux? Telle est la question à se poser. Je crois que nous pouvons répondre par l'affirmative.

Rochoux dit : « Le grand nombre des moyens employés pour combattre une maladie indique en général leur insuffisance. Cette remarque s'applique surtout au traitement du tétanos dans lequel on fait entrer la plupart des médications actives dont se compose la thérapeutique. Malgré cela, on ne réussit guère mieux à le guérir que ne le faisait Arétée, aux principes duquel je subordonnerai en grande partie le traitement de cette maladie.

« On peut voir dans Trenka de très-longs détails sur l'emploi des émétiques, des cathartiques, des diaphorétiques, des diurétiques, du quinquina, des fleurs d'arnica, du phosphore, du musc, du castoréum, du tabac, de l'huile, du vin, de l'eau, de la glace, des mercures, de la saignée, des lavements, des frictions, des vésicatoires, des bains chauds et froids, des fomentations, des errhins, de l'électricité et enfin de l'insufflation de l'air dans le tissu cellulaire. . . . .

« Il n'y a pas à compter sur les bains de fumier dont Ambroise Paré a fait usage, ni sur l'alcool volatil, ni sur le carbonate de potasse. »

De tous ces remèdes, ceux qui ont donné le plus de succès et qui en donnent encore aujourd'hui sont : les bains, les saignées et l'opium.

ANTIPHLOGISTIQUES.

Je ne ferai que citer les mercuriaux (calomel) qui ont réussi entre les mains de Jung (Maryland), Renauld, Bonafos, Poget ; ils sont naturellement prescrits fort souvent, en Angleterre.

C'est encore dans le but de combattre le processus inflammatoire vers la moelle ou ses enveloppes qu'on a essayé de la révulsion le long du rachis : vésicatoires, compresses imbibées de chloroforme (Hinkel) (1) ; des sacs de glace (Carpentier (2), Adams (3), de London hospital (H. Summerhayes), des douches d'éther pulvérisées (4) (da Silva Amado Barbosa, de Lisbonne) (5).

Tous ces moyens sont la plupart du temps insuffisants et souvent ils exagèrent les convulsions.

Balnéothérapie. — Toutes les pratiques balnéaires ont

(1) Pacific med. and surg. J. 1868.
(2) Medical Times, 1860, t. I, p. 197.
(3) Lancet, 1864. t. II, p. 67.
(4) Lancet, 1862, t. I, p. 625.
(5). Med. Times, 1868.

été utilisées simultanément, soit isolément. Les bains froids ont réussi quelquefois chez l'homme (1).

Les bains chauds prolongés ont été fréquemment employés et ont donné de bons résultats. Mais le déplacement qu'ils exigent a souvent causé des accidents. Ils sont recommandés par Léseleux, de Brest.

Les bains de vapeur donnés à l'aide de chaux vive éteinte sous les couvertures me paraissent plus pratiques. Ils ont réussi dans deux cas de tétanos (2). Plusieurs médecins recommandent simplement l'enveloppement dans une couverture de laine et M. Verneuil dans la ouate. Tous ces moyens seraient rationnels si la nature inflammatoire du tétanos était démontrée. Toujours est-il qu'ils sont d'une efficacité contestable.

Cependant ceux qui ne produisent pas d'excitation ni de déplacement comme les bains de vapeur ou d'air chaud sous les couvertures peuvent être des adjuvants utiles. La sudation qu'ils déterminent procure un relâchement et un soulagement favorables.

Les douches, les bains et le massage ont guéri un malade soigné par Brachet (d'Aix, en Savoie) (3).

Les bains de vapeur sont préférés par Juan Coll (4); les bains à 40° par Martin de Pédro (5), qui les veut prolongés et fréquents.

Saignée. — Les saignées, faites largement dès le dé-

(1) Cox. M. Times, 1863, mai.

(2) Lenduger, Pormorel. In Bulletin thérapeutique, 1868, t. XXV, p. 232.

(3) Bulletin thérap., 1864, t. LXVI, p. 458.

(4) Bull. thérapeutique, 1870, t. LXXIX p. 426.

(5) Bull. thérap., t. LXXX p. 275.

but des accidents, ont assez souvent réussi : c'est une pratique logique ; la saignée est contre-stimulante et sédative. Cependant elle est insuffisante par elle-même. Du reste elle n'a pour ainsi dire jamais été employée seule, l'opium lui a été presque toujours associé.

Dans les cas où les saignées réussirent elles furent toujours abondantes. Nous trouvons dans le Bulletin de thérapeutique : 1° Un cas de Jobert de Lamballe guéri par les saignées abondantes et l'opium. En huit jours on pratiqua 10 saignées copieuses, et on administra chaque jour, 10 centigrammes d'extrait gommeux d'opium. Le dixième jour le malade se leva.

2° M. Lisfranc présenta à l'Académie de médecine un malade guéri du tétanos pour lequel, dans l'espace de onze jours, il fit pratiquer 15 saignées et de plus appliquer 740 sangsues sur le rachis et l'épigastre ; le vingt et unième jour le malade se leva et fit son lit, le vingt-huitième jour il alla à pied à l'Académie de médecine.

Mirbeck (1) vante beaucoup la saignée et lui attribue onze guérisons sur quatorze cas de tétanos. Guyon, d'Algérie (2), lui doit 7 guérisons sur 9. Félix Saint-Sardos (3) en est aussi partisan. Hervieux (4) en fait la seqe du traitement du tétanos des nouveau-nés.

(1) Lancet, 1860, t. I, p. 533.
(2) Thèse de Strasb., 1862.
(3) Bull. thérap., 1866, t. LXXI.
(4) Loc. cit.

STUPÉFIANTS.

Opium. — Dans le Journal des Connaissances médico-chirurgicales (par les Drs Gouraud, Lebaudy, Trousseau, 1840), nous voyons une observation du Dr Lamarre Picquot, médecin à Honfleur, qui confirme cette manière de voir : tétanos traumatique guéri du 16 juin au 26 juin par saignées de 600 grammes et l'emploi de l'acétate de morphine administré à haute dose par voie endermique et à l'intérieur. Bains à 31° d'une heure et demie. Pansement de la plaie avec cataplasmes et extrait d'opium.

Les mouvements pour placer le malade dans le bain ont provoqué des convulsions.

Potion à l'acétate de morphine, 10 centigrammes, et 10 grammes d'ammoniaque.

Ce médecin dit aux réflexions : « Avant 1814 nous avions déjà été témoin soit dans l'Italie méridionale, soit dans les iles Ioniennes d'un assez grand nombre de cas de tétanos traumatique, et nous n'avons pas souvenir d'un exemple de guérison.

Alors c'était une des calamnités de la guerre ! On se servait sans succès des saignées et de l'opium.

Depuis que la chimie a extrait de l'opium la narcotine, qui rendait ce médicament si souvent pernicieux, la science a enregistré plusieurs cas de guérison du tétanos traumatique traité principalement par l'acétate ou l'hydrochlorate de morphine.

Cette observation n'aura donc d'autre mérite que de

démontrer de plus en plus l'efficacité du sel de morphine employé à haute dose dans une maladie qui affecte plus spécialement l'appareil nerveux.

En 120 heures le malade prit intérieurement 139 centigrammes d'acétate de morphine. Durant la même période, 107 centigrammes de ce médicament furent absorbés par les surfaces actives de cinq applications vésicantes faites le long des vertèbres dorsales. Ces moyens d'une si grande énergie avaient à peine dans le dernier jour disposé à un peu de sommeil : toute leur action semblait se résumer à apaiser l'élément nerveux. »

En effet, avant le chloroforme et le chloral le remède qui a donné le plus de succès est sans contredit l'opium. Cependant l'opium brut donnait bien peu de résultats. L'opium, on le sait depuis les expériences de Claude Bernard (1), renferme plusieurs alcaloïdes qui diffèrent essentiellement les uns des autres par la nature de leur action sur l'économie. Les uns sont surtout convulsivants, les autres soporifiques, d'autres toxiques.

Il est facile de comprendre que dans l'opium ces substances se contrarient réciproquement.

Dans le tétanos l'opium offrait donc des inconvénients, puisqu'il contient des principes à la fois toxiques et convulsivants qui amènent la mort avec des convulsions tétaniques violentes.

Cependant on cite quelques cas où à lui seul il a suffi à la guérison, mais alors il faut qu'il soit à fortes doses. On a donné jusqu'à 7 grammes par jour. L'emploi de la morphine fut un progrès. En effet la mor-

(1) Académie des sciences, 1864.

phine, après la narcéine, ainsi que l'a établi Claude Bernard, possède surtout une propriété calmante et soporifique. Sur les six alcaloïdes analysés elle n'occupe que le cinquième rang comme toxique et convulsivante. Aussi à partir de son emploi les cas de guérison du tétanos deviennent-ils plus nombreux.

Enfin son administration en injections sous-cutanées, vulgarisée par Béhier en 1859, fut encore un progrès. Il est si difficile de faire prendre des remèdes à un tétanique que toute substance qui peut s'absorber par la peau sans perdre de son efficacité doit être administrée par cette voie.

Depuis la méthode hypodermique la méthode endermique est tombée en dessuétude et cela à juste titre. Elle produit une irritation locale bien plus vive et l'absorption est bien plus lente.

Au lieu d'injection hypodermique Demarquay eut l'idée de faire des injections de morphine intra-musculaires.

Ces injections furent faites dans l'épaisseur des muscles contracturés et autant que possible à l'émergence des nerfs. Les résultats obtenus furent assez satisfaisants : il fit céder momentanément le trismus ce qui permit d'alimenter le patient. Il eut deux cas de guérison par ce procédé hypocinétique (1). Mais on peut se demander si dans ces cas on doit imputer les bons résultats obtenus à la morphine ou à l'acupuncture. Car on sait que l'on réussit à calmer les spasmes douloureux

(1) Bulletin de thérapeutique, 1871, t. LXXXI, p. 299.

à l'aide d'aiguilles enfoncées dans les muscles contracturés.

La méthode de Demarquay est-elle préférable à celle des injections hypodermiques ? La question n'est pas résolue.

Toujours est-il que les injections hypodermiques de morphine employées exclusivement sont d'une efficacité insuffisante bien que ce mode d'administration soit un grand progrès.

Chloroforme. — Nous arrivons aux remèdes les plus importants : les anesthésiques. Nous ne ferons que citer l'éther pour parler de suite du chloroforme dont l'action est bien supérieure. Le premier cas de tétanos traumatique traité par le chloroforme remonte à 1847. Ce fut Escallier, interne de Velpeau, qui l'employa. Le soulagement fut considérable, les convulsions cédèrent ; mais la mort survint dans un accès convulsif.

Le deuxième cas est celui d'Ivonneau (de Blois). Le chloroforme soulagea le malade qui cependant succomba. Les succès se multiplièrent peu à peu ; mais la plupart des cas favorables se rapportèrent à ceux que l'on qualifie de forme subaiguë ou lente.

Des auteurs disent : Le chloroforme ne peut être que palliatif contre le tétanos qui est une myélite de la commissure postérieure de la substance grise. Il est puissant contre l'effet impuissant contre la cause.

Cependant l'anatomie pathologique du tétanos malgré les travaux de Lochart Clarke, Charcot, Michaud, Bouchard, W. H. Dickinson n'est pas assez connue pour que l'on soit aussi affirmatif sur sa nature. Et comme fait remarquer Niemeyer, il faut que la lésion anatomique soit peu profonde pour que des spasmes puissent se produire.

Dans une discussion de la Société de chirurgie en 1869, au sujet d'un cas de mort présenté par M. Labbé dans lequel la mort parait avoir été précipitée par le chloroforme, MM. Lefort, Maurice Périn, Demarquay et Chassaignac ont été unanimes pour dire que le chloroforme est indiqué lorsque il n'y a encore que du trismus, il n'y a rien à en attendre si le tétanos est généralisé. Non-seulement mon observation mais beaucoup d'autres infirment cette proposition.

Nous voyons dans le dictionnaire des sciences médicales à l'article Chloroforme, « que dès 1851 on parlait de 22 cas favorables sur 38 traités par l'éther ou le chloroforme. Actuellement il y en a plus du double et l'on en trouverait trois fois plus si l'on en rapprochait les succès donnés par le chloral dont le mode d'action ne diffère pas de celui du chloroforme.

Quelle est l'action du chloroforme dans le tétanos.

1° Il abaisse la température.

2° Donne du calme et du sommeil.

3° Il résout les spasmes, ce qui permet d'alimenter le malade, et facilite l'acte respiratoire.

4° Il produit l'anesthésie, par suite diminue les réflexes.

L'abaissement de température est probablement dû à l'arrêt des processus chimiques qui se passent dans les tissus, au ralentissement du cœur et à l'énergie moindre de la circulation artérielle.

Dans le tétanos il faut éviter l'excitation.

Le chloroforme qui agit plus promptement que l'éther lui est donc préférable.

En plus, l'impression immédiate et locale du chloroforme est bien mieux supportée que celle de l'éther ; il ne détermine ni toux, ni malaise, ni sensation piquante dans la poitrine et la période d'excitation est moins longue. Pour ces motifs l'éther employé avant lui est complétement délaissé aujourd'hui.

En résumé, l'examen des différents cas traités par le chloroforme prouve que cet agent administré en inhalations donne des résultats avantageux. Je ne ferai que citer le mode d'administration de ce médicament en potions et en injections pour dire avec la plupart des médecins qu'il doit être abandonné dans le tétanos.

Chloral. — Le relevé des cas de mort et de guérison par le chloral est facile à faire.

C'est en 1869 que Langenbeck employa le premier cet agent contre le tétanos. Il eut 1 succès.

Peu de temps après M. Verneuil guérit un malade par le même remède. Il fit une communication à la Société de chirurgie le 23 mars 1870.

Il y eut à ce sujet une grande discussion à laquelle prirent part MM. Boinet et Lefort.

M. Verneuil n'avait jamais eu de guérison. Depuis qu'il emploie le chloral il en a obtenu 5. Il réfute l'objection de M. Lefort au sujet de la forme de tétanos qu'il eut à soigner.

Enfin, il faudrait donc admettre, dit-il, qu'il n'a eu affaire qu'à 5 tétanos chroniques.

Il en est de même pour M. Boinet, qui n'a observé

de guérison que depuis qu'il emploie le chloral. M. Lefort veut bien accorder que le chloral produit un soulagement plus rapide que les autres médicaments.

Dans sa séance du 9 novembre 1870 la Société de chirurgie fut peu favorable à la cause du chloral : outre le cas de Boinet, Giraldès signalait 3 insuccès, Guérin 3 autres et 1 d'Harry Leach. M. le Dr Gauthier dans sa thèse inaugurale (décembre 1875) a réuni 12 observations de tétanos traités par le chloral.

Voici ses conclusions :

« 1° Le chloral peut rendre de grands services pour le tétanos chronique ou subaigu.

2° Il est inefficace dans le suraigu.

3° Les injections intra veineuses présentent de grandes dangers. »

Enfin M. Adolphe Chopard, dans sa thèse inaugurale soutenue le 11 août 1876, résume les cas observés. Voici ses conclusions.

« Nous avons énuméré près de 80 cas de succès dus au chloral seul ou associé à d'autres médications, qui, employées seules, avaient échoué. Dans beaucoup de cas nous nous croyons donc autorisés à dire que :

1° L'administration du chloral dans le tétanos doit être recommandée ;

2° Le chloral dans le tétanos offre au médecin plus que toute autre médication l'espérance de sauver son malade. »

Il est vrai de dire que sur les 80 cas recueillis par M. Chopard la moitié au moins ont été soumis à un traitement mixte.

En effet, dans plus de la moitié des cas on avait employé concurremment les injections de morphine.

Il faut dire pour être juste que souvent on avait commencé par elles sans succès et qu'alors on avait eu recours au chloral comme ressource suprême.

Ailleurs le chloral fut combiné avec d'autres remèdes :

Nous trouvons un cas de Butler Hamilton guéri par le Cannabis indica et chloral.

Un cas de Franzolini : chloral, bains chauds et morphine.

Un cas de Spence (1) chloral atropine et amputation.

Le cas de Durand, de Violay : chloral et asa fœtida.

Le British medical Journal de 1875 rapporte un cas traité par chloral, camphre, belladone, iodure de potassium.

Le premier cas de M. Verneuil, chloral après bromure, morphine et sudation.

M. Bertrand d'Elbeuf, 30 avril 1869, chloral et bains chauds.

1 cas de bromure, laudanum et chloral.

1 cas de chloral, d'opium et d'acétate d'ammoniaque.

Maintenant, outre ces 80 cas nous avons trouvé 70 cas de mort, traités soit par chloral seul, soit par chloral combiné ; chloral et morphine, 4 cas.

1 cas par ventouses scarifiées, pulvérisation d'éther, chloral à petites doses et bains.

1 cas chloral et nicotine.

(1) Lancet, 22 avril 1876.

1 cas chloral, curare et bain.

3 cas chloral et courants continus.

Un cas chloral et ésérine.

En résumé, nous avons 80 cas de vivants, sans compter les cas rapportés depuis 1876, et nous trouvons 70 à 80 cas de mort.

Après la thèse de M. Chopart, voici les cas de tétanos guéris par chloral que nous avons pu recueillir :

3 cas de tétanos traités et guéris par l'hydrate de chloral, par le Dr Gorgille (1). Cas d'autant plus intéressants que l'auteur avait eu plusieurs insuccès avec les moyens ordinairement employés : opium, fève de Calabar, chloroforme, bromure de potassium.

M. Guéniot fit un rapport à la Société de chirurgie (18 août 1877) sur une communication de Granies, des Vosges, sur un tétanos guéri par le chloral.

Enfin, voici un cas des plus récents que nous trouvons dans la *Gazette des Hôpitaux* de 1878 et qui vient confirmer la valeur du chloral bien administré.

« Le Dr Stutel publie une observation de tétanos survenue chez un manouvrier âgé de 52 ans, qui avait reçu un coup de masse sur la première phalange du pouce de la main gauche.

L'amputation du doigt ayant été refusée, la plaie comminutive fut pansée à l'alcool et à la ouate. Les accidents tétaniques ont débuté le quinzième jour à la suite d'un travail excessif pour rentrer des récoltes.

Ils se sont prolongés à l'état aigu pendant trois semaines, et pendant tout ce temps, de douze heures en douze heures, le malade a pris 15 grammes d'hydrate de chloral et 20 centigrammes d'opium.

Il y a tout lieu de croire que c'est à cette médication que le blessé a dû sa guérison, car lui-même réclamait ses potions dès qu'on

(1) Lancet, 4 août 1877, p. 158.

dépassait l'heure de les lui faire prendre, les secousses et les crampes reparaissaient aussitôt qu'il était réveillé.

La durée de la blessure a été de sept semaines, on a usé à diverses reprises d'huile de ricin pour maintenir la liberté du ventre. (Revue méd. de l'Est).

Le chloral ne peut pas être considéré comme le spécifique du tétanos, puisqu'il ne donne à peu près qu'un cas de guérison sur deux.

Sur les cas de guérison on peut invoquer des cas où la maladie aurait guéri seule (cas de Liégeois, Guéniot). D'un autre côté, on peut dire en faveur du chloral que beaucoup de cas mortels l'auraient été sans le tétanos, par le seul fait des autres accidents : granulie, septicémie, délabrement considérable, mauvais état antérieur, etc. Le médicament n'a pas péché par l'insuffisance de la dose, MM. Cusco et Chauvel ont donné 16 gr. par jour et M. Blin est allé jusqu'à 30 grammes.

Cependant si quelques-uns ont donné des doses très-considérables, quelques autres ont donné des doses insuffisantes, 3 ou 4 grammes par jour.

Enfin, même dans les cas d'insuccès les crises diminuaient sous l'influence du remède.

Dans d'autres cas, celui de Verneuil (Société de chirurgie, 23 mars 1870), il y eut trois rechutes qui coïncidaient chacune avec la suspension momentanée du chloral.

De tous ces faits nous pouvons conclure que le chloral, s'il n'est pas spécifique, est, jusqu'à présent, le remède qui a donné les meilleurs résultats contre le tétanos.

La théorie, du reste, confirme la pratique.

Quels sont les effets physiologiques du chloral ?

1° Il est hypnotique.

Il produit le sommeil sans agitation, « à sa suite il ne reste ni céphalalgie, ni nausées, ni constipation, ni aucun des phénomènes qu'on observe souvent à la suite du sommeil morphinique ; sous ce rapport, le chloral est comparable au bromure de potassium, qui détermine un sommeil généralement calme, mais se développant d'une manière trop lente...

Cet effet hypnotique, qui existe non-seulement chez l'homme, mais chez tous les animaux, diffère notablement du sommeil anesthésique provoqué par le chloroforme ; dans le cas présent la période d'excitation n'existe pas, elle n'est que passagère, et ne ressemble en rien à la violente agitation avec conceptions délirantes qu'on constate pendant la chloroformisation.

De plus, le sommeil chloralique n'éteint pas la sensibilité et par conséquent ne permet pas de pratiquer les opérations sans provoquer la douleur (1).

2° Il est modérateur du pouvoir réflexe de la moelle.

Après le cerveau c'est la moelle qui subit l'influence du chloral.

Les actions réflexes s'obscurcissent et : »

« Cette circonstance, dit M. Germain Sée, est utilisée souvent en médecine, principalement dans le traitement du tétanos...

« Le bulbe n'est atteint dans ses foyers respiratoires

(1) Du chloral par M. le professeur Germain Sée, 26 novembre 1870, Union médicale 1878, page 797.

et nervo-vasculaires qu'après la moelle et après l'encéphale (1). »

3° D'après M. Germain Sée, il produit le ralentissement et l'affaiblissement du cœur, qui s'arrête en diastole.

4° Enfin il est hypothermique.

Demarquay a constaté un abaissement de 1 degré et demi chez les animaux. MM. Krishaber et Dieulafoy ont trouvé également cet abaissement.

En procurant le sommeil, en diminuant les douleurs, les actions réflexes et les contractures, il retarde les lésions plus profondes de l'axe médullaire et donne par là à l'économie le temps de réagir avant l'apparition des lésions irréparables. Dans une maladie grave, gagner du temps, c'est rendre l'espoir légitime.

Toutes ces propriétés plaident en faveur de l'emploi de cet agent thérapeutique contre le tétanos.

Mais le chloral ne produit pas l'insensibilité et l'anesthésie contribue pour une certaine part à diminuer les réflexes ; en outre, il n'agit que lentement, au bout d'une demi-heure au moins ; quand on veut agir rapidement il ne peut donc suppléer le chloroforme.

Notre observation est une nouvelle preuve des actions hypothermique, hypnotique et résolutive de cet agent thérapeutique.

Plusieurs auteurs, M. Personne entre autres, soutiennent que le chloral n'agit dans l'organisme qu'en se décomposant en chloroforme et acide formique. Ce serait donc un moyen indirect et plus pratique d'ad-

(1) Germain Sée (Locus citatus).

ministrer du chloroforme. Pour M. Gubler le chloral agit par une propriété spéciale sans se dédoubler et sa principale action est hypnotique.

Au point de vue pratique ces diverses théories sont sans importance.

Nous ne ferons que citer les autres remèdes employés contre le tétanos, car ils n'ont donné que de rares résultats ou bien ils sont encore peu connus.

Alcool. — Des anesthésiques je reprocherai l'alcool donné à dose massive pour déterminer l'insensibilité et la résolution musculaire.

Dutrouleau et Gonnet ont obtenu deux guérisons sur cinq. Plus tard, A. B. Cook, Collis et Vilmot, Hutchinson (1), Williams cité par Fergusson (2), Henri Walker (3) n'eurent qu'à se louer des doses excessives d'alcool ou de vin généreux dans le tétanos.

M. le Dr Deprez, membre titulaire de la Société de médecine de l'Aisne, dans le *Bulletin médical* du Nord, mai 1864, conseille aussi l'emploi de l'alcool à doses élevées.

Voici d'ailleurs les raisons sur lesquelles il s'appuie :

« 1° On peut produire et graduer l'ivresse a volonté, lui donner l'intensité qu'on veut.

2° On peut obtenir une insensibilité complète, tout aussi complète qu'avec le chloroforme, et l'on a l'immense avantage de pouvoir la continuer un certain temps sans courir les mêmes dangers qu'avec le chlo-

(1) Un. med., 1862, t. XIV, p. 319.
(2) Lancet, 1860, t. II, p. 161.
(3) Med. Times, 1860, t. I, p. 263.

roforme, qu'on emploie souvent et qui n'est, après tout, qu'un dérivé de l'alcool.

3° On peut obtenir une résolution musculaire complète ; le dieu pour les ivrognes ne protége guère ceux-ci que par l'affaissement musculaire qu'il leur procure dans leurs chutes ; la résolution des muscles peut aussi être prolongée à discrétion sans qu'on soit obligé de passer par toutes les excitations pulmonaires dues au chloroforme, quand on veut user de ce dernier moyen, dont les effets sont très-fugaces, etc. »

Nous n'avons pas un nombre d'observations assez considérables pour être fixé sur la valeur de l'alcool à haute dose. Cependant nous ne partageons pas l'enthousiasme de M. le Dr Deprez. La résolution musculaire déterminée par l'alcool ne s'obtient pas sans une période d'excitation fort longue, bien plus prolongée que celle du chloroforme. En plus, la rapidité d'action du chloroforme est bien supérieure.

Bromure de potassium. — Ce remède a réussi dans quelques cas de tétanos lorsque les convulsions étaient limitées et s'étaient développées lentement (1). D'un autre côté, on trouve dans la thèse de M. Richelot un cas de tétanos traumatique aigu, suivi de mort, traité par 10 à 15 gr. de bromure de potassium par jour (obs. recueillie par M. Cartaz, interne des hôp.). Ce fait prouve que le bromure est insuffisant par lui-même, mais l'action physiologique du bromure de potassium engage à continuer son emploi à titre d'auxiliaire.

(1) Bachengel, Bruchon, 1867, May Figuera.

En effet, l'une de ses propriété est d'anesthésier. Il est très-important dans le tétanos d'avoir un remède qui diminue les réflexes du côté des premières voies qui deviennent si facilement le siége de la dysphagie. D'autre part, il est un sédatif de la circulation et de la calorification.

Enfin, MM. Martin Damourette et Pelvet affirment que sous l'influence du bromure de potassium « les nerfs sensitifs perdent leur propriété avant les nerfs moteurs, ceux-ci avant la moelle et la moelle avant les muscles » (1).

Voici un cas de guérisonqui engage à continuer cette substance et montre qu'il faut l'administrer à haute dose : c'est celui de Gavaudan de Bedarieux.

« En 1875, tétanos traumatique, guérison.

8 gram. d'extrait d'opium en 8 jours, et 2 gram. de bromure de potassium en 17 jours ».

Belladone. — « Lenoir a publié, il y a quelques années, 4 faits de guérison du tétanos traumatique obtenue par l'emploi de la saignée suivi de bains de vapeur et de belladone à dose élevée. Il commençait par de vigoureuses saignées et immédiatement après il faisait prendre matin et soir un bain de vapeur de 2 heures au moins. En même temps il administrait, dans le courant de la journée, des doses de belladone pour amener un peu de stupéfaction. Il prolongeait cette médication jusqu'au moment où les spasmes avaient entièrement disparu et encore quelques jours au de-là.

(1) Bulletin de la Société de thérapeutique, 1re série, p. 50, 1868.

On a tenté de substituer aux préparations de belladone, l'atropine son alcaloïde facile à administrer en injection hypodermique. On cite quelques succès obtenus par Pescheux (1) Dupuy. (d'Oullins). (2)

Fournier (de Soissons) etc., firent naître des espérances que vinrent renverser de nombreux échecs : Benoit de Giromagny, (haut-Rhin (3) Cranc (Angleterre (4). Florian Budin (5). En Angleterre quelques enfants ont guéri, Williams (6) H. Cooper Rose (7).

De tous ces faits nous pouvons conclure que la belladone et son alcaloïde sont insuffisants par eux-mêmes. Dans les cas de Lenoir les saignées et les bains de vapeur ont eu une large part dans le succès.

Dans l'état actuel de la science la physiologie de la belladone est encore mal connue, on ne sait pas jusqu'à quel point elle possède une action anti-convulsive,

Jusqu'à nouvel ordre nous la considérerons donc comme bien inférieure à l'opium.

Nous ferons les mêmes remarques au sujet du datura, et de la jusquiame dont les effets physiologiques sont analogues.

Curare. — On a cru trouver un spécifique dans le curare. Mais ce médicament fort variable dans sa composition n'a donné que 2 ou 3 cas de guérison sur 15. L'un

(1) Bulletin thérapeutique, 1860. t. LVIII, p. 376.
(2) Gaz. méd. Lyon, mai 1860.
(3) Gaz. hebd., sept. 1860.
(4) Bull. thérapeutiq. 1860, t. LIX, p. 226.
(5) Med. Times, 1861, t. I, p. 332.
(6) Med. Times, 1880, t, II, p. 8.
(7) The Lancet, 1870, t. II, p. 399

appartient à M. Vella de Turin 1859, pendant la guerre d'Italie et l'autre à M. Chassaignac (1). Dans les autres cas l'insuccès pouvait être attribué à l'administration de doses insuffisantes ; car on peut sans inconvénient, d'après M. Jousset de Belleme, commencer par une injection sous-cutanée de 0,10 cent. du curare le plus actif.

Quoiqu'il en soit, le curare produit la résolution musculaire en agitant sur la plaque motrice du nerf moteur, tandis que dans le tétanos c'est la moelle elle-même qui est surexcitée. C'est donc le remède agissant le plus directement sur la moelle qu'il faut employer et non celui qui n'agit que sur la manifestation morbide.

Fève de Calabar, — Employée depuis 1859 la phisostigmine a sur le curare l'avantage d'être un produit toujours le même.

La première observation est de « Holmes Coote, chirurgien de Bartholomews à Londres.

Le tétanos avait succédé à un écrasement de l'index droit. Une goutte d'extrait de fève de calabar dissoute dans la glycérine fut administrée au malade toutes les heures. Le médicament fut donné assez irrégulièrement et on y adjoignit des injections sous-cutanées d'acétate de morphine, puis du sulfate de quinine.

Le malade guérit ; mais il est difficile de dire la part qui dans cet heureux résultat revient à la physostigmine.

La même année Giraldès rapporte un cas de tétanos spontané d'un enfant traité par fève de calabar

(1) Bulletin de la Société de chirurgie, 1859.

avec opium, mort. Bouchut rappporte un cas terminé par la mort. (1)

Eben, Watson rapporte cinq faits : 1er cas, jeune fille de 11 ans, fève de calabar en pilules. Effet nul : la malade présente tous les symptômes de l'intoxication : résolution musculaire, contraction des pupilles, battements tumultueux du cœur.

2e cas : jeune garçon de quelques semaines après un écrasement du doigt. Il y eut aussi des signes d'intoxication.

3m cas : Alexandre, garçon de 11 ans, tétanos traumatique.

4e cas : garçon de 12 ans, tétanos spontané. Emploi concomitant du jalep, calomel et valériane.

5e cas, garçon de 20 ans : contracture; cessa en quelques heures; mais plusieurs syncopes auxquelles il succomba.

Campbell, en suivant l'exemple du Dr Watson, obtint également un succès (2).

L'expérience de cet agent n'est donc pas encore très-grande; mais elle est encourageante, d'autant plus que l'expérimentation démontre :

1° Que l'ésérine produit la résolution musculaire et arrête le cœur en diastole; 2° que, comme le curare, elle détermine des hypercrinies considérables des glandes salivaires et sudoripares.

Aconit et Aconitine. — L'aconit n'a pas encore donné

(1) Bulletin thérapeutique, 1868.
(2) Gaz. méd. de Strasbourg et Bull. de thérap., 3 nov., 1867.

de résultats remarquables contre le tétanos. Du reste, il a été peu employé, chaque fois qu'on y a eu recours, il a été administré sous forme de teinture.

C'est l'aconitine qu'il faudrait employer pour être fixé sur sa valeur.

Les expériences faites sur les animaux ne peuvent que nous engager à essayer cette substance. En effet, MM. Hottot et Liégeois ont montré que les extrémités périphériques sont les premières atteintes et entraînent bientôt la perte des mouvements reflexes et des phénomènes vaso-moteurs. Ces faits ont été confirmés par MM Grehant et Duquesnel.

Nicotine. —Nous ne trouvons pas dans le tabac un agent plus héroïque contre le tétanos. Les recherches de Rosenthal 1 nous apprennent qu'il agit sur les nerfs après avoir préalablement excité la moelle.

Du reste, les faits peu nombreux et les cas d'insuccès l'emportent de beaucoup sur les cas heureux.

Il y a les cas de Reginald, Harrison ; la nicotine fut prescrite à la dose de 1/12 à 1]8 de goutte; la guérison n'eut lieu que six semaines après l'action du médicament; elle est donc bien douteuse ; de Haughton (3), de Tufnell (4). Les insuccès publiés sont : Cam (5), Savary, Flemming, Ogle, Babington (Dubin, *Medical Press*, 1863), etc.

(1) Gaz. méd., 1869, p. 76.
(2) Lancet, 1867, t. II, p. 577.
(3) Times, 1862, t. II p. 142,
(4) Méd. Mimes, 1863, t. I, p. 113.
(5) Med. Times, 1864, t. I, p. 451.

Je ne ferai que citer l'emploi de l'électricité. Ce sont les courants continus qui ont donné quelques résultats passagers. Matteuci en faisant passer un courant ascendant de 30 à 45 éléments fit cesser passagèrement la rigidité nusculaire.

Valentin montra que, en agisant plutôt sur les nerfs que sur les muscles on arrivait plus facilement à faire cesser momentanément le tétanos.

Enfin, dans ces derniers temps, Onimus fit cesser une asphyxie commençantepar les courants continus,

Pour clore la liste des médicaments employés contre le tétanos, il me reste à dire un mot du sulfate de quinine.

En Angleterre, il jouit d'une certaine réputation, grâce aux faits cliniques favorables dus à John, Grantham (1) Hutchinson (2) dans le tétatanos idiopathique; Hughes Walton (3) dans le traumatique.

Les cas où il a été le mieux réussi sont ceux où la fièvre larvée avai revêtu la forme de spasmes tétaniques.

(1) Med. Times, 1861, t. I, p. 246.
(2) Med. Times, 1865, t. II, p. 497.
(3) Med Times, 1868, t. II, p. 558.

CHAPITRE III.

TRAITEMENT DU TÉTANOS PAR LES MÉDICATIONS COMBINÉES.

Maintenant que nous avons analysé et discuté la valeur des principaux remèdes employés contre le tétanos, il nous reste à dire notre manière de voir sur le traitement de cette terrible maladie.

Tout traitement se divise en préventif et curatif.

Le traitement préventif ou prophylactique du tétanos comme celui de toutes les maladies est de première importance. Il consiste, les conditions étiologiques du tétanos étant connues, à chercher les moyens de les éviter.

Ce traitement s'améliorera au fur et à mesure que ces conditions seront mieux étudiées. Malheureusement à l'époque actuelle il règne une grande incertitude sur bien des points.

Du reste nous ne ferons qu'énumérer les principales règles de la prophylaxie, car la nature de notre travail nous entraîne plutôt vers l'étude du traitement curatif.

Il faut employer contre les plaies les pansements les moins irritants :

« Nous pensons, dit M. Panas (1), que la méthode émolliente, consistant en applications chaudes mises en usage par nous dans la généralité des plaies, a dû

(1) Gaz. hebd., 1872, p. 426.

être pour quelque chose dans la rareté des cas de tétanos. »

En second lieu, il faut tenir les malades dans de bonnes conditions hygiéniques ; il faut surtout les préserver du froid, de l'humidité et des courants d'air, etc.

Que de tétanos on éviterait par ces simples précautions ! Malheureusement elles ne sont pas toujours praticables. En temps de guerre, par exemple. N'est-ce pas, du reste, à ces époques désastreuses que surviennent les épidémies de tétanos ?

Le traitement curatif doit répondre à plusieurs indications. Les principales sont les indications causales morbides et symptômatiques.

Etudions les moyens à employer pour satisfaire le mieux chacune de ces indications.

Et, d'abord, il faut répondre à l'indication causale.

Nous savons que dans le tétanos la blessure est la cause prédisposante et le refroidissement la cause occasionnelle.

Que faire pour agir contre les causes prédisposantes ?

Les plaies légères se compliquent en général d'un tétanos moins sérieux que les plaies étendues, surtout que les plaies contuses et déchiquetées.

Il faut, dans ce dernier cas, régulariser les lèvres de la plaie ; s'il y a des nerfs comprimés, enflammés ou contusionnés il ne faut pas hésiter à les réséquer, sectionner, etc. Il faut, en un mot, transformer les plaies compliquées en plaies simples.

Certes ces moyens sont insuffisants à eux seuls, mais ils contribuent au succès du traitement. Dans quelques cas même ils furent plus que des adjuvants, ils sauvèrent le malade.

M. Verneuil, dans sa clinique (1), a attiré l'attention sur les bons résultats obtenus par la neurotripsie et la névrotomie dans deux cas de spasmes traumatiques à allures très-alarmantes.

Le professeur Spence, d'Édimbourg, cite dans la Lancet (22 avril 1876, p. 602), un cas de tétanos traumatique consécutif à une plaie du genou guéri par l'amputation et le chloral. Il attribue une plus large part du succès à l'amputation, que la désorganisation du genou indiquait, qu'au chloral employé sans résultat pendant une semaine.

Dernièrement, M. Vogt a obtenu un succès par le tiraillement des nerfs de la partie lésée.

Il serait facile de citer un certain nombre de faits où la névrotomie eut un résultat positif. Je me contente de renvoyer à la thèse de Laurent (2) et à l'ouvrage de Letiévant (3).

Malheureusement dans la plupart des cas l'intervention chirurgicale est impossible ou insuffisante; il faut se contenter des pansements.

M. Verneuil conseille les pansements rares. Il faut aussi des pansements qui n'irritent pas la plaie. Si la plaie est dans un appareil inamovible, dans un panse-

(1) Clinique chirurgicale de la Pitié, service de M. Verneuil. Cas de tétanos vainement traités par le chloral, examens des causes de la mort, exploration pneumographique (Dr S. H. Petit), juin 1876. Gazett hebdomadaire.

(2) De l'intervention chirurgicale dans le traitement du tétanos traumatique, Paris 1870.

(3) Traité des sections nerveuses, p. 306.

ment ouaté, il ne faut pas hésiter à le défaire pour voir s'il n'y a pas sous le pansement une cause d'irritation. L'appareil enlevé il faut appliquer des topiques calmants et antiphlogistiques. Un des meilleurs, c'est le vulgaire cataplasme.

La plaie est-elle cicatrisée, il faut chercher si un nerf ne serait pas contusionné ou si un corps étranger ne serait pas la cause des spasmes.

Ces cas se sont présentés, et l'extraction du corps étranger ou la destruction de la cicatrice a suffi pour faire tout rentrer dans l'ordre.

M. Richelot, dans sa thèse, cite un cas de Annandale où l'ablation d'une cicatrice récente fit cesser les phénomènes tétaniques et un succès de Larrey obtenu par la destruction des cicatrices au moyen du fer rouge.

A ce sujet M. Lannelongue (1) relate un cas fort intéressant.

Chez un tétanique chronique chaque fois qu'on enlevait le pansement les convulsions tétaniques se produisaient. En regardant de près, M. Lannelongue découvrit une zone tétanique : c'était un bourgeon charnu qu'il suffisait de toucher pour produire des convulsions. Il enleva le bourgeon et le tétanos guérit.

Mais le plus souvent les remèdes contre la cause prédisposante sont insuffisants et même inutiles.

On luttera encore bien moins facilement contre la cause occasionnelle, le froid, agent physique transitoire dont l'effet funeste seul persiste. Les précautions

(1) Société de chirurgie, 1er mars 1876.

à prendre contre lui rentrent dans le traitement préventif.

Mais laissons les moyens prophylactiques et chirurgicaux, que nous ne citons que pour mémoire, et parlons des moyens médicaux qui font l'objet de notre thèse.

Indication morbide. — Nous devons satisfaire aux indications morbides et symptomatiques.

Si on connaissait au juste la nature du tétanos, l'indication morbide serait de première importance. Malheureusement, même dans l'état actuel de la science, la nature du tétanos est peu connue.

Si l'on consulte le dernier travail sérieux fait sur cette question, la thèse d'agrégation de M. Richelot, on y lit que la nature inflammatoire de cette maladie est fort problématique. « Tout compte fait j'arrive à ce résultat : la congestion est le seul fait général. » Puis il se demande si elle n'est pas consécutive, et il ne peut résoudre le problème.

Niémeyer, dans son Traité de pathologie, fait remarquer que dans les myélites les éléments étant désorganisés ne peuvent plus donner lieu à des impulsions motrices et que les lésions qui exagèrent ces impulsions doivent être forcément très-légères. Ce qui explique pourquoi dans le tétanos elles se dérobent entièrement aux investigations anatomiques.

Enfin le traitement, cette fameuse pierre de touche, confirme ces opinions.

Naturam morborem ostendunt curationes, tel est le vieil adage. Or le traitement antiphlogistique est impuissant. Il est donc fort probable que le tétanos n'est pas une inflammation.

En effet, les principaux remèdes qu'on a employés pour obéir à l'indication morbide supposée sont les saignées locales et générales, le calomel jusqu'à salivation et les dérivatifs.

Tous ces moyens sont de la classe des antiphlogistiques ; tous ces moyens, nous l'avons vu, ont été abandonnés et leur abandon semble prouver que le tétanos n'est pas de nature inflammatoire. Si cette maladie était une inflammation, employés au début ils auraient donnés de meilleurs résultats. Or les cas de guérison à l'époque des saignées étaient très-rares ; ils sont relativement nombreux depuis que nous avons recours aux anesthésiques.

Dans notre observation un long vésicatoire a été mis sur la colonne vertébrale. Qu'a-t-il fait ? il a augmenté la température et voilà tout : il a donc été plutôt nuisible qu'utile. D'un autre côté, dans les convulsions des enfants, que nous avons relatées dans la première partie de notre travail, nous constatons que des sinapismes exagérèrent les convulsions bien loin de les diminuer.

D'une manière générale les excitants et les irritants doivent être bannis du traitement des convulsions soit cloniques soit toniques.

Indication symptomatique. — Quand on est impuissant contre les causes et la nature d'une maladie, ce qui en médecine n'est malheureusement que trop fréquent, il faut chercher à répondre à l'indication symptomatique.

Lorsqu'on envisage les différents cas de tétanos, on remarque, comme M. Lefort, que tous guérissent avec des remèdes différents. Mais faudrait-il en conclure avec M. Giraldès que la plupart des agents ont « la même valeur et que le meilleur ne vaut rien ? »

Non. D'après ces résultats favorables obtenus par des remèdes divers on peut conclure qu'il n'y a pas de spécifique ; mais n'y aurait-il pas un traitement plus ou moins rationnel ? C'est ce que nous croyons.

Et d'abord, en considérant les remèdes qui ont donné des résultats on est surpris de leur trouver un lien commun, de remarquer qu'ils font partie de la classe des stupéfiants que certains auteurs, Trousseau et Pidoux entre autres, divisent en stupéfiants proprement dits, calmants, anesthésiques, et antispasmodiques.

Les remèdes en effet qui ont été le plus employés et ont donné les meilleurs résultats sont : chloral, chloroforme, opium, ésérine, saignées, bromure de potassium, curare, etc.

Dans tous les remèdes le meilleur sera celui qui répondra le mieux à la première indication symptomatique.

Quelle est-elle ? Nous sommes en présence de convulsions réflexes ; les indications consistent donc :

1° A calmer les spasmes.

2° A calmer les douleurs.

3° A éloigner toute cause d'excitation qu'elle vienne de l'extérieur ou de l'intérieur.

Les remèdes qui remplissent le mieux ces indications

principales nous paraissent préférables et en cela la pratique confirme la théorie.

Pour calmer les spasmes il faut avoir recours aux remèdes qui produisent la résolution musculaire : chloroforme, chloral, curare, ésérine.

Il faut aussi employer les remèdes qui calment l'excitabilité du pouvoir excito-moteur de la moelle : bromure de potassium, belladone, chloroforme, chloral. Les deux derniers jouissent d'une double propriété, ils ont donc une supériorité sur les deux premiers. Par ces remèdes on prévient, on diminue, on annihile les excitations qui proviennent de la moelle elle-même ou des nerfs sensitifs; par des soins bien ordonnés, par le repos et le silence on éloigne les excitations extérieures.

Maintenant que nous n'avons plus qu'à choisir entre des remèdes d'une efficacité insuffisante, mais d'une utilité incontestable, voyons ceux qu'il faut employer de préférence; puis quand et comment il faut les administrer.

De l'emploi du chloral. — Le chloral a donné le plus de résultats. Il faut donc y recourir le plus tôt possible. Son emploi est aussi logique théoriquement que pratiquement. N'avons-nous pas démontré en effet dans la deuxième partie de cet ouvrage qu'il possède les propriétés suivantes : il est hypnotique, hypothermique et hypocinétique.

Grâce au repos des fonctions procuré par le chloral la substance anatomique peut se réparer, de même qu'une articulation malade se répare si elle reste immobile, tandis qu'elle devient de plus en plus malade si ele continue à fonctionner.

Le chloral en produisant le repos, en diminuant la fonction empêche donc la dénutrition plus profonde du tissu et lui permet de concentrer toutes ses forces sur la réparation.

On ne peut maintenir tout un jour le malade dans un sommeil complet ; il aurait alors à lutter non-seulement contre le tétanos mais encore contre l'empoisonnement chloralique.

L'empoisonnement chloralique, il est vrai, ne doit pas entrer pour beaucoup en considération dans une maladie qui menace le malade d'un moment à l'autre.

Cependant, lorsque les convulsions ont diminué d'intensité, lorsque le malade est dans un calme relatif, il faut diminuer ou éloigner les doses de chloral, les augmenter et les rapprocher au contraire si les accidents s'accentuent. Il faut en un mot proportionner les doses aux accidents.

Doses et mode d'administration du chloral. — D'une manière générale, il faut donner des doses massives ; telle est, du reste, l'opinion de M. Verneuil.

Il faut au moins donner de 6 à 8 grammes par jour.

On peut sans crainte aller jusqu'à 20 et 30 grammes. Du reste si vous avez recours aux médications combinées vous ne serez pas obligé de l'employer à des doses aussi fortes. Les autres remèdes employés concurremment le suppléeront jusqu'à un certain point.

Voilà encore un avantage des médications combinées,

à savoir de faire éviter l'inconvénient d'aller jusqu'à des doses toxiques.

Du reste la dose de chloral à employer est indiquée par certains signes. On peut augmenter la dose de chloral sans crainte tant que le sujet souffre, ne dort pas et n'a pas de nausées. Une fois plongé dans le sommeil il faut arrêter l'administration, non-seulement jusqu'au réveil, mais tant que le malade est somnolent, qu'il ne souffre pas et que les convulsions restent légères.

Il faut autant que possible donner le chloral en lavement; par la bouche, le chloral a l'inconvénient d'iriter le pharynx, par suite de favoriser l'apparition de la dysphagie. En plus, il peut causer des vomissements et dans le tétanos toute secousse est suivie d'une crise !

Un lavement de chloral doit être ainsi formulé :

Hydrate de chloral.	4 gr. ou 5 gr.
Eau pour dissoudre.	Q. S.
Lait.	200 gr.
Jaune d'œuf.	N. 1.

De cette façon l'action irritante se fera peu sentir sur la muqueuse rectale et en même temps le lavement est nutritif. Cependant dans les circonstances où l'on serait forcé d'administrer le chloral par la bouche voici les précautions à prendre.

Pour ne pas fatiguer le malade et vu les difficultés de lui ouvrir la bouche, il faut d'emblée lui donner 4 gr. au moins et non lui donner par cuillerée comme dans les autres maladies.

Voici la formule : Hydrate de chloral. 4 gr.
Sirop de groseille. . 30 gr.
Julep gommeux. . . 100 gr.

Par le mucilage et le sirop on diminue l'acreté du remède qui pourait être la cause des spasmes.

On n'aura recours aux injections intra veineuses qu'au pis aller et si les autres remèdes chloroforme et opium sont restés sans résultats. Nous avons montré dans la 2° partie de ce travail, combien ces injections étaient dangereuses et les sous-cutanées inefficaces.

Chloroforme ; son mode d'administration :

Après le chloral vient le chloroforme.

Comment l'administrer ?

En nous basant sur notre observation et celles que nous avons lues il faut le donner en inhalations.

Le chloroforme administré en potions est inactif. En inhalations il faut le donner à des doses massives d'emblée pour éviter la période d'excitation.

Les inhalations doivent et peuvent être répétées un grand nombre de fois dans les vingt-quatre heures, en ayant soin de ne pas les pousser au delà de ce qu'il faut pour produire le calme et la détente musculaire. Aussitôt que les contractions douloureuses se reproduisent on revient aux inhalations, ainsi de suite jusqu'au moment où il ne reste plus que quelques contractions toniques peu prononcées et peu douloureuses.

Si l'on emploie le chloral, les inhalations doivent être moins fréquentes. Voici, nous ne pouvons trop le répéter, les avantages du traitement combiné : on évite en employant alternativement l'un ou l'autre remède, tout en insistant, sur tel ou tel de preférence selon les cas, les inconvénients de chacun. Aussi le chloral, s'il n'avait pas de propriétés spéciales, aurait au moins l'avantage d'empêcher d'avoir recours trop souvent au chloroforme que des inconvénients mettent sur un rang secondaire.

Il produit, aux 1res aspirations, une période d'excitation pendant laquelle les contractions peuvent s'aggraver et les malades succomber aux spasmes des muscles respiratoires.

2° Son action n'est que momentanée.

Pour maintenir les malades dans la résolution, il faudrait l'administrer continuellement, ce qui est impossible : le médecin ne peut rester jour et nuit auprès du malade et une inhalation prolongée pendant trop longtemps pourrait amener une syncope mortelle.

Narcotiques. — Une seconde indication de premier ordre à remplir, après l'emploi des remèdes anti-convulsifs, c'est de calmer la douleur.

A lui tout seul l'élément douleur est une cause puissante de maladie; en combattant en détruisant cet élément on fait souvent cesser les accidents les plus graves.

Pour calmer les douleurs il faut avoir recours aux narcotiques.

Le chloroforme ne les calme que temporairement comme il agit lui-même.

Le chloral ne les calme que lorsque le malade est

complétement dans le sommeil; il serait dangereux de l'y maintenir toujours.

Du reste, rien ne calme la douleur comme les opiacées. Et certes les douleurs sont fort vives dans le tétanos et les remèdes précédents seraient souvent impuissants pour la calmer. On sait qu'une douleur exagérée peut faire naître des convulsions. Par la suppression de la douleur on diminue sinon le spasme, tout au moins un des éléments d'incitation au spasme.

Il faut préférer la morphine à l'opium. Celui-ci, on le sait, renferme plusieurs principes d'action différente, quelques-uns même sont convulsivants. La morphine, après la narcéine, il est vrai, possède des propriétés calmantes et hypnotiques.

Aussi dans la maladie dont nous nous occupons les succès devinrent-ils plus nombreux à partir de l'époque où l'on substitua la morphine à l'opium et surtout où les injections entrèrent dans le domaine thérapeutique.

Je suis donc d'avis d'employer la morphine, quoiqu'on ne l'ait pas utilisée dans notre observation.

Voici encore des raisons qui militent en faveur de cet emploi.

En 1864, M. Claude Bernard remarqua que l'opium administré après le chloroforme peut ramener les phénomènes de l'anesthésie et les prolonger.

Mais il faut administrer la morphine au moment où le sommeil chloroformique est sur le point de cesser.

Car, « si l'on attend trop longtemps après le retour de la sensibilité pour administrer la morphine, il ne reste plus assez de chloroforme dans le sang pour anesthésier les nerfs morphinés bien qu'ils soient émoussés par l'action narcotique.

« D'autre part, si l'administration préalable du chloroforme n'a pas duré assez longtemps, il y a peu de chloroforme accumulé dans le sang, et la morphine ne fait pas dans ce cas non plus reparaître l'action du chloroforme (1). »

On comprend que cette prolongation soit très-utile dans le tétanos.

L'administration de la morphine quelques heures auparavant est très-utile aussi puisqu'elle prévient la période d'excitation du chloroforme (2).

Que dirai-je des autres remèdes ?

Ils sont ou inférieurs aux trois précités ou encore insuffisamment expérimentés.

Les antiphlogistiques pour remplir l'indication symptomatique ne réussissent pas mieux que pour l'indication morbide.

Saignées. — La saignée, quoique employée *larga manu*, a donné peu de succès au commencement du siècle.

Les résultats furent meilleurs lorsqu'on lui adjoignit l'opium et surtout la morphine en injection sous-cutanée.

Je sais bien que la saignée seule est impuissante, mais jointe au chloroforme et au chloral ne pourrait-elle pas donner des résultats favorables ?

(1) Constantin Paul. Thér., Trousseau et Pidoux,

(2) De l'emploi combiné de la morphine et du chloroforme. Thèse de Verriet Litardière, 1878.

Elle en donne bien dans une autre affection convulsive analogue, l'éclampsie, qui offre avec le tétanos bien des points communs.

Comme dans le tétanos, les convulsions s'exagèrent sous la moindre influence, la marche est aiguë, enfin la température est élevée. Dans ces cas, la saignée agit comme sédatif, mais je crois qu'il ne faudrait pas en abuser. On ne doit y avoir recours qu'au début si le sujet est vigoureux.

Il faut qu'elle soit abondante, au moins de 500 gr.

Une saignée petite et baveuse ne produira que de l'excitation, ce qui serait le contraire de ce que l'on se propose.

Dans les cas où le chloroforme et le chloral ne peuvent vaincre les contractures, une large saignée faite immédiatement après l'inhalation chloroformique amènerait très-probablement la résolution.

Il faut réserver ce moyen pour les moments décisifs où les muscles respirateurs ou bien le cœur commencent à se contraturer.

Bains. — Les bains de vapeur et les bains tièdes ont eu quelques succès. Ils agissent aussi comme sédatifs, mais les mouvements qu'ils nécessitent ont de grands inconvénients.

M. Verneuil préfère l'enveloppement dans la ouate aux bains chauds d'un emploi difficile. Nous sommes de l'avis de notre professeur. Cependant nous ferons une restriction.

M. Verneuil a remarqué que le tétanos survenait plus souvent depuis l'emploi du pansement ouaté.

Malgré cette plus grande fréquence, il le préfère parce que entre deux maux il faut choisir le moindre et que le tétanos est bien plus rare et est bien moins dangereux que l'infection purulente.

C'est vrai, mais le tétanos déclaré il ne faut pas hésiter à enlever le pansement ouaté et à le remplacer par un pansement antiphlogistique.

Qu'on enveloppe les parties saines de ouate, pour obtenir la sudation, très-bien.

Quand aux bains chauds, le déplacement qu'ils obligent sont une source d'excitation et de paroxysmes. M. Verneuil cite un cas de mort; c'était pourtant la forme chronique, ce qui prouve bien que cette forme n'est pas toujours bénigne.

Nous pensons que les bains d'air chaud que l'on peut donner sans déranger le malade de son lit doivent être bien supérieurs.

L'indication symptomatique consiste aussi à éloigner toute cause d'excitation intérieure ou extérieure.

Bromure de potassium. — Le remède qui calme le mieux l'irritabilité réflective de la moelle, c'est le bromure de potassium à fortes doses.

Quoique par lui-même il n'ait pas donné de grands résultats, il doit être recommandé comme un adjuvant utile.

Il faut le donner à haute dose, au moins 8 gr. par jour, que l'on peut mêler à la potion de chloral. A défaut d'action importante, il aurait tout au moins celle de dimiuuer l'excitabilité du pharynx. Si par les remèdes précédents ou peut parvenir à diminuer ou annihiler le pouvoir excito-moteur de la moelle, par des soins bien ordonnés, par le repos et le silence on prévient les excitations extérieures.

M. Renzi, de Gênes, a même basé une méthode de traitement exclusivement sur le repos absolu. Voici ses conclusions :

« 1° Enfermer le malade dans une chambre parfaitement obscure en faisant ouvrir très-doucement la porte de quart en quart d'heure pour donner les aliments et les boissons.

« 2° Oblitérer le conduit auditif externe avec de la cire et recommander au malade de rester aussi tranquille qu'il lui sera possible.

« 3° Mettre un tapis sur le parquet de la chambre. »

Certes cette méthode pèche par trop d'exclusivisme, prise à la lettre elle est impraticable; mais on doit en tenir un grand compte. En effet l'économie peut être comparée dans ce cas à une machine dérangée qui s'altèrera d'autant plus qu'elle continuera à fonctionner plus longtemps. Il faut donc le repos, observer le silence et maintenir le malade dans l'obscurité autant que faire se peut.

Enfin dans le tétanos comme dans toutes les maladies en dehors des indications principales il y a des indications particulières à remplir selon les circonstances.

Si par exemple les malades sont pris d'un spasme de la glotte, on aura recours à la trachéotomie.

Si les muscles respiratoires ou cardiaques se prennent, une large saignée, l'électricité ont donné quelquefois des heureux résultats. On pourrait essayer l'ésérine, qui, dit-on, arrête le cœur en diastole. M. Onismes eut un succès par les courants continus descendants (pile au sulfate de mercure).

Alimentation. — L'alimentation doit être prise en considération dans le traitement du tétanos.

Le malade par suite du trismus ingère difficilement les aliments. D'un autre côté il maigrit très-vite, non-seulement par le manque de nourriture, mais par le fait même de cette terrible maladie.

Il faut donc chercher à réparer ses forces par tous es moyens possibles.

On aura recours aux aliments liquides les plus nutritifs, lait, œufs, jus de viande, bouillie, etc.

On profite des moments où le trismus est moins intense ou presque disparu sous l'influence du chloroforme, par exemple, comme dans notre cas, pour lui aire prendre de la nourriture liquide.

Il ne faut pas songer aux aliments solides, les moindres efforts de mastication ramèneraient le trismus.

Il va sans dire que si le trismus était insurmontable on aurait recours à la sonde œsophagienne. Tous ceux qui ont été dans des services d'aliénés savent que par ce procédé l'on nourrit les fous pendant plusieurs semaines.

QUAND FAUT-IL AGIR ET DANS QUEL ORDRE FAUT-IL ADMINISTRER LES REMÈDES ?

Comme le conseille Boinet, il ne faut pas attendre qu'on soit fixé sur la forme aiguë ou chronique, d'autant plus que d'après cet auteur le tétanos chronique peut passer à l'état aigu.

Il faut donner les remèdes le plus tôt possible.

On commence par administrer un lavement de 5 grammes de chloral; on a recours immédiatement après aux inhalations de chloroforme qu'il faut pousser jusqu'à l'obtention de la plus grande résolution musculaire possible.

Pendant que le malade est encore sous l'influence du sommeil chloroformique, on lui injecte 1 ou 2 cent. de solution de morphine pour prolonger l'anesthésie.

Le chloral administré préalablement en lavement commencera à agir au moment où l'action du chloroforme cessera complétement.

Malheureusement dans certains cas le chloroforme échouera, il exagérera des spasmes, il faudra alors renoncer pour le moment à cet agent si utile et si important.

Mais le lendemain l'on revient à la charge. Nous citons des observations où le chloroforme dangereux la veille était salutaire le lendemain. Du reste le malade ayant été traité une journée sous l'influence du chloral sera peut-être moins réfractaire au chloroforme, surtout si l'on a soin de faire une injection préalable de morphine 1/2 heure ou 3/4 d'heure auparavant.

Il est clair que la dose et la durée des remèdes seront proportionnées à l'intensité du mal et qu'il faudra une injection moins active si le tétanos est encore localisé et se résume au trismus et à quelques spasmes.

Contre les affections où la lésion est si minime, quel que soit leur tapage symptomatique, on a plus de chances de trouver un agent modificateur que contre les affections à lésions grossières.

On pourra m'objecter que le traitement que je préconise repose sur un nombre de faits bien restreint, qu'il en aurait fallu un plus grand nombre.

C'est précisément pour inviter à faire des recherches dans cette direction que j'ai publié l'observation qui constitue la base de mon travail. Je terminerai en répétant la phrase de M. Bailly au sujet du chloroforme dans l'éclampsie : « Théoriser un fait thérapeutique peut n'avoir pour l'art qu'une utilité médiocre; il n'en est pas de même pour la science qui se forme non-seulement de faits acquis par l'observation, mais aussi de l'interprétation logique que l'intelligence sait leur donner. »

Nous n'avons voulu qu'attirer l'attention sur un traitement que nous avons vu réussir et qui nous semble un des plus rationnels, d'autant plus rationnel même qu'il supprime le symptôme constituant qui a pour condition immédiate la maladie elle-même.

Malheureusement, s'il jouit d'une efficacité incontestable contre les cas subaigus et même aigus, ainsi que nous l'avons démontré, il est impuissant contre les cas subaigus foudroyants.

Mais il en est malheureusement ainsi dans toutes les maladies.

Nous ne pouvons nier par exemple l'efficacité d'un traitement rationnel dans la fièvre typhoïde.

Nous sommes désarmés au contraire dans les cas

qui foudroient le malade dès la fin du premier septénaire.

Enfin disons en terminant qu'il ne faut pas se rebuter dans la recherche des remèdes et des méthodes de traitement contre le tétanos, de même que pour toutes les maladies *sine materia.*

Pour me résumer et donner une confirmation à ce mode de traitement par les médications combinées, je ne puis mieux faire que de reproduire l'observation récente recueillie par M. Vallet, interne du service de M. Daniel Mollière, à l'Hôtel-Dieu de Lyon.

Hôtel-Dieu de Lyon. M. Daniel Mollière. — Tétanos traumatique; médications combinées; guérison. (Observation recueillie par M. Vallet interne du service (1).

Jules S... âgé de 25 ans, entre à l'hôpital, le 4 octobre 1878. La veille, ce malade tenait un fusil chargé de plomb n° 7, le canon tourné contre le sol. Le coup partit, et le plomb faisant balle perçait le soulier à sa pointe et à sa partie interne d'un trou rond et large comme une pièce de 50 centimes. Quelques grains furent retrouvé dans la chaussure. Le pied blessé, qui était le droit, ne portait que des désordres limités aux orteils. Le cinquième et le quatrième dont l'articulation métatarso-phalangienne était ouverte durent être sacrifiés.

Le troisième malgré une fracture de la première phalange et la pénétration de l'articulation phalangienne n'étant pas broyé comme les précédents et étant toujours chaud, fut ménagé, et la conservation tentée; le second avait peu de mal, le gros orteil était intact.

Le pansement de Lister fut appliqué, le malade ne souffrait pas, la plaie se régularisait et marchait sans encombre vers la guérison, l'appétit était bien conservé ainsi que le sommeil.

(1) Gazette des hôpitaux, 1878.

Le matin du 18 octobre, la sœur de service nous dit que le malade avait été fatigué pendant la nuit et qu'il éprouvait de la douleur avec de la raideur dans la mâchoire. Il en était de même pour les muscles de la nuque ; cependant ces deux symptômes étaient peu marqués de ce côté. L'aspect de la plaie devenue douloureuse était cependant le même que d'habitude. On prescrit le pansement au laudanum, 2 grammes de bromure potassique, 6 grammes de chloral à l'intérieur, avec injections sous-cutanées de 2 centigrammes de chlorhydrate de morphine en deux fois par jour.

Le 20 octobre la température qui les jours précédents a oscillé entre 38 et 37,5 s'est élevée tout d'un coup à 39. La mâchoire est plus raide, il en est de même de la nuque. Le malade ne peut tourner le cou, les muscles des gouttières sont également contracturés. Le malade est dans l'impossibilité de fléchir le tronc pour s'assoir.

Notons aussi quelques accès de spasme tonique généralisés. La sueur est abondante, le même traitement est continué, le chloral porté à 8 grains, tant en potions qu'en lavements.

Sous l'empire de cette médication énergique la température s'abaisse et varie de 37,5 à 38,5 jusqu'aux 28 et 29 octobre. La raideur de la mâchoire est toujours considérable.

Le malade souffre beaucoup du pied et localise parfaitement au troisième orteil cette douleur que l'on exaspère en touchant celui-ci.

Il n'y avait pas à hésiter à remplir une indication aussi nette, et d'un coup de ciseaux à travers l'articulation métatarso-phalangienne M. Mollière enlève cet orteil. Par la dissection de ce dernier, faite immédiatement. on trouvait sur la seconde phalange une fine esquille pointue qui s'implantait sur le nerf collatéral interne non loin de la terminaison dans la pulpe du doigt, et provoquait évidemment tous les phénomènes tétaniques par l'irritation de celui-ci.

A partir de ce jour la douleur locale cessa ; toujours maintenu sous l'influence de la même médication mixte, le patient avait encore du trismus et un peu d'opisthotonos, et malgré l'opium, le chloral et le bromure on n'observait presque pas de somnolence.

Le 28, sans motif apparent, la température remonte à 39,2 le 29 à 40,5. Mais la sœur nous dit que dégoûté du chloral il a refusé formellement de le prendre le veille. De là l'explication de cette élévation de la température, qui revient à sa moyenne habituelle dès que la médication hypnotique est reprise dans toute sa rigueur.

La raideur du cou et de la bouche a commencé à diminuer peu de temps après. La parole devient plus facile ainsi que la déglutition.

Le malade fut toujours abondamment couvert pour pratiquer la diaphorèse. Un accès tétanique dans la nuit du 1er au 2 novembre dans lequel le malade tomba de son lit, fut le dernier épisode de son histoire pathologique.

M. Larrivé, notre savant et distingué collègue, qui nous succéda dans le service à cette époque, nous apprend aujourd'hui que la guérison s'est faite sans autre incident fâcheux.

Le 8 novembre, le chloral ne fut plus donné qu'à 4 centigrammes le 19 la dose fut abaissée à 1 gramme pour le bromure, et les injections de morphine n'étaient plus faites depuis le 2 ou 3 novembre.

Enfin le 29 du même mois toute médication est supprimée, la plaie à peu près guérie et le malade se dispose à sortir bientôt de l'Hôtel-Dieu.

Ce qui nous a engagé à publier ce fait, c'est que la guérison a été obtenue non par une méthode, mais bien par la combinaison de tous les traitements préconisés jusqu'ici contre le tétanos, et qui ne s'excluent pas. La part qui revient à chacun nous paraît incontestable.

Sans l'ablation de l'orteil dans lequel on a saisi le corps du délit, et, ne l'eût-on pas trouvé, le soulagement qui a suivi l'amputation a prouvé à quel point elle était indispensable, tout succès était impossible. Et, d'autre part, si à l'intervention chirurgicale on n'avait adjoint le traitement médical par les agents narcotiques et hypnotiques prescrits pendant longtemps à hautes doses sous formes diverses, et dont l'administration fut poussée à un degré voisin de l'intoxication, le résultat de l'intervention chirurgicale n'eût-il pas été nul ? C'est ce que démontre la brusque aggravation dans tous les symptômes que nous avons vus se produire le jour où le patient négligea de prendre la potion de chloral.

Nous ferons encore remarquer en terminant qu'il ne s'agit point ici d'un tétanos chronique, qui guérit souvent, mais bien d'un tétanos à forme aiguë (température à forme élevée, trismus, sueurs profuses) ordinairement mortel.

Aussi proposerons-nous pour ces cas, en général désespérés, le traitement par les méthodes combinées auquel M. Mollière doit du reste une autre guérison, dont il compte publier les détails ultérieurement.

CONCLUSIONS.

1° Le chloral est jusqu'à présent le remède le plus efficace contre le tétanos.

2° L'union du chloral et du chloroforme est une médication rationnelle et utile.

3° Le meilleur traitement consiste dans l'emploi des médications combinées où le chloral et le chloroforme remplissent les principaux rôles.

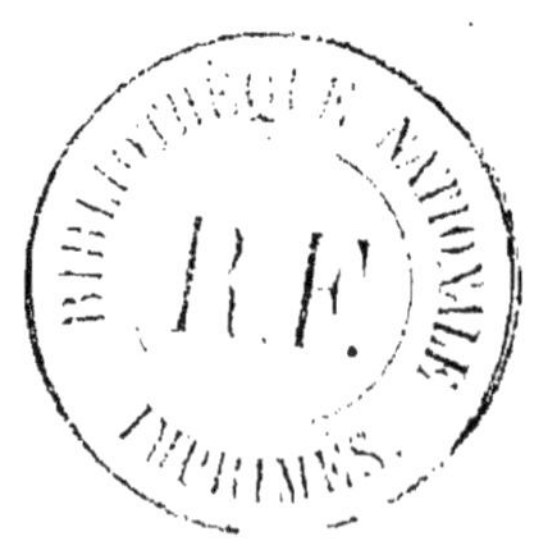

Paris. A. Parent, imprimeur de la Faculté de Médecine, rue M.-le-Prince, 31.

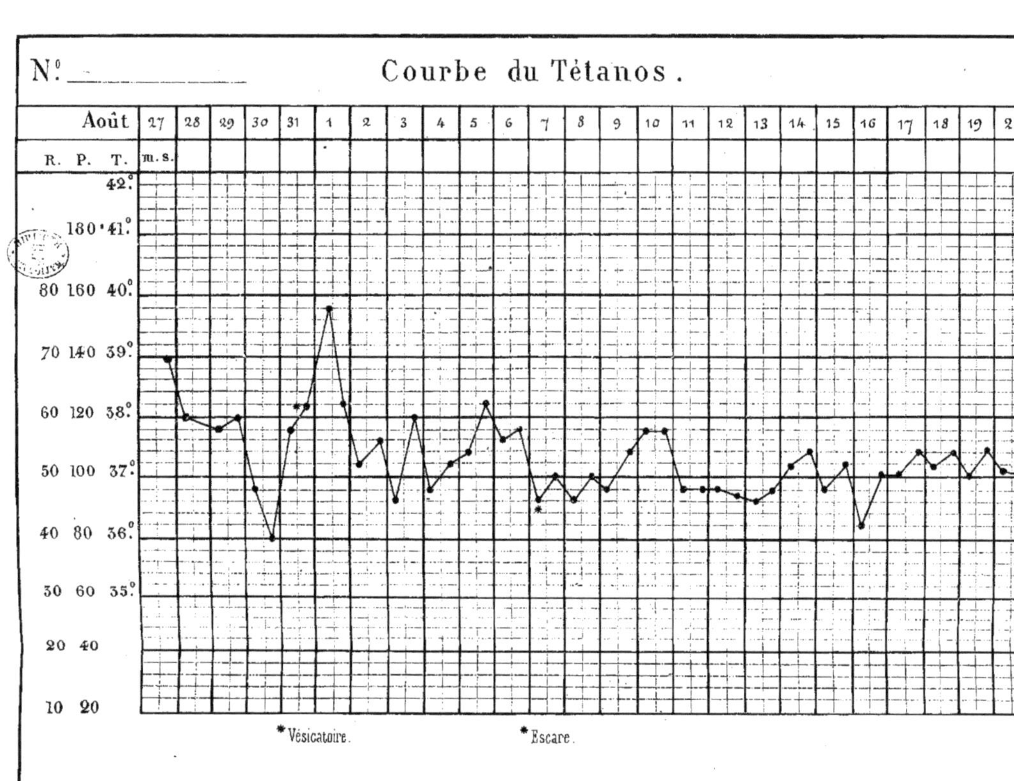

N°
Courbe du Tétanos.
Août
27
28
29
30
31
1
2
3
4
5
6
7
8
9
10
11
12
13
14
15
16
17
18
19
20
R. P. T.
m. s.
42°
180 41°
80 160 40°
70 140 39°
60 120 38°
50 100 37°
40 80 36°
30 60 35°
20 40
10 20
*Vésicatoire.
*Escare.

www.ingramcontent.com/pod-product-compliance
Ingram Content Group UK Ltd.
Pitfield, Milton Keynes, MK11 3LW, UK
UKHW020332250726
13967UKWH00005B/1998

9 782011 911155